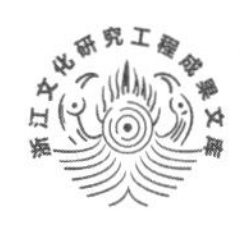

"高质量发展建设共同富裕示范区"系列丛书

优质共享

数智医疗与共同富裕

谢小云　刘玉坤　沈玉强　王　凯　等——著

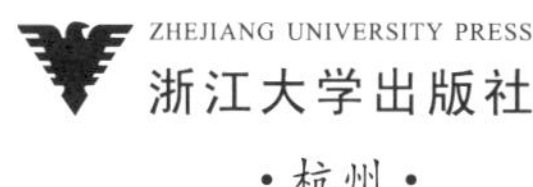

ZHEJIANG UNIVERSITY PRESS
浙江大学出版社
·杭州·

图书在版编目(CIP)数据

优质共享：数智医疗与共同富裕 / 谢小云等著. 杭州：浙江大学出版社，2025. 4. -- ISBN 978-7-308-26030-5

Ⅰ. R197.1-39

中国国家版本馆 CIP 数据核字第 2025AY5619 号

优质共享：数智医疗与共同富裕

YOUZHI GONGXIANG: SHU ZHI YILIAO YU GONGTONG FUYU

谢小云　刘玉坤　沈玉强　王　凯　等著

策划编辑　张　琛　吴伟伟　陈佩钰
责任编辑　梅　雪
责任校对　陈逸行
封面设计　雷建军
出版发行　浙江大学出版社
（杭州市天目山路 148 号　邮政编码 310007）
（网址：http://www.zjupress.com）
排　　版　浙江大千时代文化传媒有限公司
印　　刷　杭州宏雅印刷有限公司
开　　本　710mm×1000mm　1/16
印　　张　13
字　　数　149
版 印 次　2025 年 4 月第 1 版　2025 年 4 月第 1 次印刷
书　　号　ISBN 978-7-308-26030-5
定　　价　78.00 元

浙江省文化研究工程指导委员会

浙江文化研究工程成果文库总序

有人将文化比作一条来自老祖宗而又流向未来的河，这是说文化的传统，通过纵向传承和横向传递，生生不息地影响和引领着人们的生存与发展；有人说文化是人类的思想、智慧、信仰、情感和生活的载体、方式和方法，这是将文化作为人们代代相传的生活方式的整体。我们说，文化为群体生活提供规范、方式与环境，文化通过传承为社会进步发挥基础作用，文化会促进或制约经济乃至整个社会的发展。文化的力量，已经深深熔铸在民族的生命力、创造力和凝聚力之中。

在人类文化演化的进程中，各种文化都在其内部生成众多的元素、层次与类型，由此决定了文化的多样性与复杂性。

中国文化的博大精深，来源于其内部生成的多姿多彩；中国文化的历久弥新，取决于其变迁过程中各种元素、层次、类型在内容和结构上通过碰撞、解构、融合而产生的革故鼎新的强大动力。

中国土地广袤、疆域辽阔，不同区域间因自然环境、经济环境、社会环境等诸多方面的差异，建构了不同的区域文化。区域文化如同百川归海，共同汇聚成中国文化的大传统，这种大传统如同春风化雨，渗透于各种区域文化之中。在这个过程中，区域文化如同清溪山泉潺潺不息，在中国文化的共同价值取向下，以自己的独特个性支撑着、引领着本地经济社会的发展。

从区域文化入手，对一地文化的历史与现状展开全面、系统、扎实、有序的研究，一方面，可以藉此梳理和弘扬当地的历史传统和文化资源，繁荣和丰富当代的先进文化建设活动，规划和指导未来的文化发展蓝图，增强文化软实力，为全面建设小康社会、加快推进社会主义现代化提供思想保证、精神动力、智力支持和舆论力量；另一方面，这也是深入了解中国文化、研究中国文化、发展中国文化、创新中国文化的重要途径之一。如今，区域文化研究日益受到各地重视，成为我国文化研究走向深入的一个重要标志。我们今天实施浙江文化研究工程，其目的和意义也在于此。

千百年来，浙江人民积淀和传承了一个底蕴深厚的文化传统。这种文化传统的独特性，正在于它令人惊叹的富于创造力的智慧和力量。

浙江文化中富于创造力的基因，早早地出现在其历史的源头。在浙江新石器时代最为著名的跨湖桥、河姆渡、马家浜和良渚的考古文化中，浙江先民们都以不同凡响的作为，在中华民族的文明之源留下了创造和进步的印记。

浙江人民在与时俱进的历史轨迹上一路走来，秉承富于创造力的文化传统，这深深地融汇在一代代浙江人民的血液中，体现在浙江人民的行为上，也在浙江历史上众多杰出人物身上得到充分展示。从大禹的因势利导、敬业治水，到勾践的卧薪尝胆、励精图治；从钱氏的保境安民、纳土归宋，到胡则的为官一任、造福一方；从岳飞、于谦的精忠报国、清白一生，到方孝孺、张苍水的刚正不阿、以身殉国；从沈括的博学多识、精研深究，到竺可桢的科学救国、求是一生；无论是陈亮、叶适的经世致用，还是黄宗羲的工商皆本；无论是王充、王阳明的批判、自觉，还是龚自珍、蔡元培的开明、开放，等等，都展示了浙江深厚的文化底蕴，凝聚了浙江人民求真务实的创造精神。

代代相传的文化创造的作为和精神，从观念、态度、行为方式和价值取向上，孕育、形成和发展了渊源有自的浙江地域文化传统和与时俱进的浙江文化精神，她滋育着浙江的生命力、催生着浙江的凝聚力、激发着浙江的创造力、培植着浙江的竞争力，激励着浙江人民永不自满、永不停息，在各个不同的历史时期不断地超越自我、创业奋进。

悠久深厚、意韵丰富的浙江文化传统，是历史赐予我们的宝贵财富，也是我们开拓未来的丰富资源和不竭动力。党的十六大以来推进浙江新发展的实践，使我们越来越深刻地认识到，与国家实施改革开放大政方针相伴随的浙江经济社会持续快速健康发展的深层原因，就在于浙江深厚的文化底蕴和文化传统与当今时代精神的有机结合，就在于发展先进生产力与发展先进文化的有机结合。今后一个时期浙江能否在全面建设小康社会、加快社会主义现代化建设进程中继续走在前列，很大程度上取决于我们对文化力量的深刻认识、对发展先进文化的高度自觉和对加快建设文化大省的工作力度。我们应该看到，文化的力量最终可以转化为物质的力量，文化的软实力最终可以转化为经济的硬实力。文化要素是综合竞争力的核心要素，文化资源是经济社会发展的重要资源，文化素质是领导者和劳动者的首要素质。因此，研究浙江文化的历史与现状，增强文化软实力，为浙江的现代化建设服务，是浙江人民的共同事业，也是浙江各级党委、政府的重要使命和责任。

2005 年 7 月召开的中共浙江省委十一届八次全会，作出《关于加快建设文化大省的决定》，提出要从增强先进文化凝聚力、解放和发展生产力、增强社会公共服务能力入手，大力实施文明素质工程、文化精品工程、文化研究工程、文化保护工程、文化产业促进工程、文化阵地工程、文化传播工程、文化人才工程等“八项工程”，实施科教兴国和人才强国战略，加快建设教育、科技、卫生、体育等“四个强省”。作为文化建设“八项工程”之一的文化研究工程，其任务就是系统研究浙江文化的历史成就和当代发展，深入挖掘浙江文化底蕴、研究浙江现象、总结浙江经验、指导浙江未来的发展。

浙江文化研究工程将重点研究“今、古、人、文”四个方面，即围绕浙江当代发展问题研究、浙江历史文化专题研究、浙江名人研究、浙江历史文献整理四大板块，开展系统研究，出版系列丛书。在研究内容上，深入挖掘浙江文化底蕴，系统梳理和分析浙江历史文化的内部结构、变化规律和地域特色，坚持和发展浙江精神；研究浙江文化与其他地域文化的异同，厘清浙江文化在中国文化中的地位和相互影响的关系；围绕浙江生动的当代实践，深入解读浙江现象，总结浙江经验，指导浙江发展。在研究力量上，通过课题组织、出版资助、重点研究基地建设、加强省内外大院名校合作、整合各地各部门力量等途径，形成上下联动、学界互动的整体合力。在成果运用上，注重研究成果的学术价值和应用价值，充分发挥其认识世界、传承文明、创新理论、咨政育人、服务社会的重要作用。

我们希望通过实施浙江文化研究工程，努力用浙江历史教育浙江人民、用浙江文化熏陶浙江人民、用浙江精神鼓舞浙江人民、用浙江经验引领浙江人民，进一步激发浙江人民的无穷智慧和伟大创造能力，推动浙江实现又快又好发展。

今天，我们踏着来自历史的河流，受着一方百姓的期许，理应负起使命，至诚奉献，让我们的文化绵延不绝，让我们的创造生生不息。

2006 年 5 月 30 日于杭州

总　序

本丛书源于党的十九届五中全会的报告。报告明确提出，到2035年基本实现社会主义现代化远景目标，并首次提出“全体人民共同富裕取得更为明显的实质性进展”。随后，2021年6月10日，《中共中央 国务院关于支持浙江高质量发展建设共同富裕示范区的意见》发布，浙江省被赋予高质量发展建设共同富裕示范区的光荣使命。我作为浙江省政协智库专家、浙江省特色智库的负责人，参与了关于支持浙江省高质量发展建设共同富裕示范区的研究工作，在讨论过程中意识到社会对如何实现共同富裕有一些不正确的认识，比如，有人认为共同富裕就是“杀富济贫”，就是“平均主义”。我在2021年6月就发表了自己的鲜明观点，“共同富裕必须建立在财富创造的基础上，而不是在财富分配的基础上”。

为了积极响应党和国家提出的“共同富裕”这一重大命题，引导整个社会正确认识“共同富裕”，管理学者应该要向社会传递正确的认识，应该以管理理论视野去提出思路，应该扎根浙江探索面向共同富裕的管理理论。于是，2017年在学校统战部领导下，浙江大学管理学院召集学院民主党派、无党派人士代表召开了“共同富裕示范区”建设研讨会，会后，管理学院设立了“共同富裕”专项系列研究课题，集结全院优秀师资，从管理学的多角度总结浙江经验，分析问题挑战，凝练理论逻辑，以期为浙江省高质量发展建设共同富裕示范区贡献浙大智慧。

共同富裕是社会主义的本质要求，是人民群众的共同期盼。在高质量发展中扎实推动共同富裕需要理论创新、实践创新、制度创新、文化创新。管理学院“共同富裕”专项研究预研课题正是基于“国家所需、浙江所能、群众所盼、未来所向”的原则，扎实依托管理学理论基础，充分调研浙江省基层实践经验，深度参与体制机制和政策框架建设，全面探究浙江省域文化创新，期望为实现共同富裕提供理论思路和浙江示范。

锲而不舍，终得收获。经过一年多的努力，“共同富裕”系列丛书终得面世。本套丛书遵循“创造财富—分配效益—共同富裕”的逻辑，结合浙江大学管理学院的学科特色优势，从创新、创业、数字化改革、文旅产业、数智医疗、新式养老、社会责任等方面总结浙江在探索“共同富裕”道路上的有效做法及其背后的管理理论。这些出版的专著包括《社会创业：共同富裕的基础力量》《优质共享：数智医疗与共同富裕》《成人达己：社会责任助力共同富裕》《五力祐老：共同富裕下的新式养老》《创新驱动：实现共同富裕的必由之路》《数智创富：数字化改革推进共同富裕》《美美与共：文旅产业赋能浙江乡村蝶变》七本著作（见图 0–1），这些专著背后的理论根基恰好是我们的学科优势，比如，全国领先的创新管理和创业管理学科，文旅产业、养老产业等特色领域，以及数智创新与管理交叉学科。

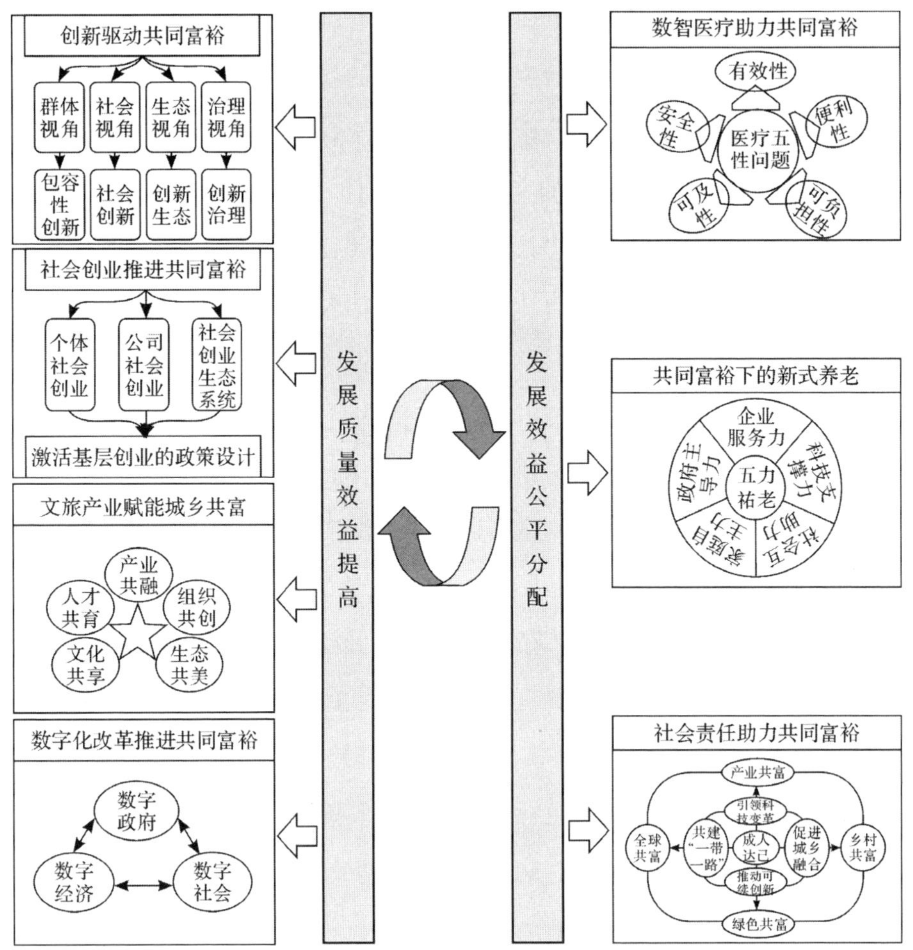

图 0-1　“高质量建设共同富裕示范区”系列研究总体框架

本丛书是中国统一战线理论研究会非公有制经济人士统战工作理论浙江研究基地（以下简称基地）的成果。该基地由中共中央统战部批准，受中国统一战线理论研究会领导，由浙江省委统战部、浙江大学党委统战部和浙江大学管理学院联合组建。基地发挥浙江大学管理学院在非公有制经济和非公有制经济人士研究的学科优势和浙江省非公经济发展的区位优势，聚焦促进非公有制经济健康发展和非公有制经济人士健康成长，开展科学研究、人才培养和政策研究，是新时代的新型高校智库。丛书的高质量、高效率完成和出版，要特别感谢浙江大学党委书记任少波教授的鼓励和支持，他亲自担任该丛书的专家委员会主任，指导我们的研究工作；要特别感谢浙江省社科联党组书记郭华巍，浙江省社科联主席盛世豪，浙江省委副秘书长、政策研究室主任朱卫江，浙江大学副校长黄先海等专家的指导和评审；要特别感谢谢小云、黄灿、刘渊、邢以群、应天煜、莫申江、沈睿、刘玉坤等作者的辛苦付出；还要特别感谢朱原、杨翼、蒋帆、刘洋、张冠宇等在项目推进中的大量协调和联络工作。此外，要特别感谢浙江省人大常委会代表工作委员会副主任谢利根和浙江省社科联规划处副处长黄获先生的大力支持，使得本丛书获得“浙江文化研究工程”立项。

丛书初稿完成时，正值党的二十大胜利闭幕，党的二十大报告强调“全体人民共同富裕的现代化”是中国式现代化的一个重要内涵。因此，本套丛书的出版也是学习贯彻落实党的二十大精神的成果。苟日新，日日新，又日新。共同富裕是中国特色社会主义的本质要求，也是一个长期的历史过程。让我们一起坚定信心、同心同德，埋头苦干、奋勇前进，美好生活图景正在更广阔的时空尽情铺展。

魏　江

2025 年春于紫金港

前　言

2021年6月的一天，浙江大学医学院附属第四医院（简称浙大四院）的急诊抢救室收治了一位突发脑干出血的高血压患者姜大爷。急诊医生对姜大爷进行颅脑CT检查发现：患者脑干出血大约12毫升，病情危重，随时可能心脏骤停。在生命垂危的时刻，浙大四院的医护团队紧急实施了手术抢救。不同于大多数其他的手术，在此次手术中，手术机器人成了医生的“最强辅助”。在机器人的引导下，一根细细的引流管被置入姜大爷血肿腔的中心，并轻柔地吸出了大部分血肿。术后的CT检查显示，姜大爷脑干内的血肿块消失了。几天之后，姜大爷脱离了生命危险并顺利出院①。

辅助医生实施这一手术的机器人是浙大四院的神经外科手术机器人。这种机器人通过皮肤上仅1—2厘米宽的一个切口和颅骨上仅有圆珠笔笔芯大小的一个骨孔就可以实施治疗脑干出血的手术，并且能将手术时的定位误差控制在1毫米之内，在近几年已经成功挽救了许多脑出血患者的生命。而类似神经外科手术机器人这样的医疗机器人，已经越

① 浙江新闻网．高血压患者擅自停药，突发脑干出血！浙大四院手术机器人挑战“生命禁区”［EB/OL］．（2021-06-15）［2022-03-01］．https://zj.zjol.com.cn/news/1684001.html.

来越多地应用于全国各地的许多医院，并且正随着医疗技术的飞速发展而日益先进。

毫无疑问，当今的医疗健康事业在科学技术的赋能下正处于一个蓬勃发展的时代。近十年，伴随着以人工智能、机器学习、大数据、高速互联网、物联网等为代表的新一代科学技术特别是数智技术日新月异的发展，医学和医疗领域出现了包括人工智能识别罕见疾病、医疗机器人实施远程手术、可穿戴护理设备实时监测生命体征等一系列前所未有的医学新技术。与此同时，人们也欣喜地看到，人工智能、大数据、机器学习等先进的科技手段被运用到了创新药物研发、基因工程等一系列最具挑战性的前沿医学领域，为人类在未来攻克更多的疾病带来了希望。

诚然，在诸多先进的数智技术助推下，可以预期会有越来越多种类的疾病被不断升级换代的医学技术治愈，人类的生命健康也因此会得到更多的保障。然而，增进全人类的健康福祉仅仅靠部分医疗技术或手段本身的增强是远远不够的，因为先进的医疗技术或手段可能只会被一小部分人享用，而许许多多在资源禀赋上处于劣势的群体可能在相当长的时间内都无法享受到医学科技发展带来的种种好处。这种可能性的背后反映出的恰恰是当今世界在发展中面临的一个严峻挑战，那就是发展的不平衡乃至不平等问题。

具体到医疗健康领域而言，一个遗憾的事实是，当今世界仍有非常多的国家和地区的人民迫于经济、地理、文化等方方面面的障碍，无法享受到高质量的医疗健康资源。与此同时，这一遗憾的事实当今也同样存在于我国。尽管改革开放40多年以来，全国各族人民在党中央和国务院的有力领导下，在国民经济和社会发展的方方面面取得了令全世界瞩目的成绩,人均国内生产总值也已经超过了1万美元的水平,但我国仍然是世界最大的发展中国家,在国民经济和社会发展的方方面面仍然需要解决城乡、地域、人群之间的发展不平衡问题。这是实现民族复兴的伟大事业过程中面临的长期挑战之一。以医疗健康事业为例,尽管国家在医疗体制特别是医疗保障制度方面的改革大大增进了广大人民群众在医疗健康方面的福祉,但困扰广大人民群众特别是处于偏远、欠发达地区以及收入处于中低水平的人民群众的看病难、看病贵等问题仍然普遍存在,并制约着经济和社会的进一步发展。

针对国民经济和社会发展中长期存在的发展不平衡问题,党中央和国务院在新世纪新的发展阶段提出了新的发展思路。2021年5月,《中共中央、国务院关于支持浙江高质量发展建设共同富裕示范区的意见》发布,共同富裕示范区落地浙江。2021年8月17日,习近平总书记主持召开了中央财经委员会第十次会议,研究扎实促进共同富裕问题。习近平总书记在讲话中强调,“共同富裕是社会主义的本质要求,是中国式现代化的重要特征”,要“坚持以人民为中心的发展思想,在高质量发展中促进共同富裕”。[①] 2020年11月,党的十九届五中全会描绘了全面建设社会主义现代化国家的宏伟蓝图,把全体人民共同富裕取得更为明显的实质性进展作为重要的奋斗目标。2022年10月,党的二十大报告指出,“中国式现代化是全体人民共同富裕的现代化”。

共同富裕这一重要奋斗目标的提出对于医疗健康事业来说也有着重大而深远的意义。实现共同富裕的主要路径之一是推进基本公共服务特

① 习近平. 扎实推动共同富裕[J]. 求是,2021(20):4-8.

别是优质公共服务的普惠共享，而关系到广大人民群众生命健康的医疗卫生服务则是基本公共服务的重要方面。事实上，我国在基本医疗卫生服务方面不平衡不充分的问题仍然比较突出，城乡之间、区域之间、人群之间在基本医疗卫生服务资源的配置上不够平衡，使相当数量的人民群众还较难享受到优质医疗卫生服务资源①。以城乡卫生资源配置为例，全国城市和农村之间在每千人口卫生技术人员以及每千人口医疗卫生机构床位的数量上还存在比较明显的差距，医疗健康方面的不公平问题依然存在。而这也就意味着，实现全体人民共同富裕取得更明显的实质性进展这一目标，除了要依靠经济的再发展以及收入的再分配等，还在很大程度上有赖于努力解决医疗健康领域发展不平衡不充分等问题。

解决棘手的问题需要创新的思路。如果将医疗健康领域的发展不平衡不充分等问题视为生产关系的一个方面，那么按照马克思主义政治经济学的原理，解决这一生产关系方面存在的问题，可能在很大程度上有赖于生产力的发展。基于这样一个逻辑，有理由提出一个问题，即当今处于飞速发展中的以人工智能、机器学习、大数据等为代表的先进数智技术在推动医学和医疗技术手段不断升级换代的同时，能否在推动基本医疗卫生服务的普惠共享、促进医疗健康领域实现共同富裕的目标方面发挥重要作用呢？

本书研究团队坚定地认为，新一代数智技术是能够大力助推基本医疗卫生服务的普惠共享、促进医疗健康领域实现共同富裕的。从理论方面来说，包括新一代信息沟通技术等在内的数智技术将极大地推动远程

① 李实，杨一心．面向共同富裕的基本公共服务均等化：行动逻辑与路径选择[J]．中国工业经济，2022(2)：27-41．

医疗、互联网医疗等新兴医疗手段在更大范围的应用,大大助力优质医疗资源在更广大地域和人群中的覆盖,从而有力地提升基本医疗卫生服务的可及性、可负担性、便利性等,缓解当今困扰老百姓的“看病难”“看病贵”“看病烦”等棘手问题。从实践方面来说,基于本书研究团队在一线的实地调研,当今已经有相当数量的创新型数智医疗技术或手段在许多医院投入使用,并已经能够服务于广大偏远或欠发达地区的人民群众,为数智医疗助推共同富裕这一假设提供了有力的证据支持。在理论和实践这两个方面的基础上,如果展望未来,则会自然而然地相信会有更先进、更发达的数智技术涌现于科技的前沿并被应用于医疗健康领域,通过更强大的手段进一步助力基本医疗卫生服务的普惠共享,进一步推动医疗健康领域共同富裕目标的实现。

同样,本书也会把理论和实践相结合,并在此基础上对未来进行展望,从而系统性地呈现本书研究团队对于数智医疗助推共同富裕的分析、观察以及思考。本书的内容分为三个部分。在第一部分,本书将从理论层面分析共同富裕在医疗健康领域的内涵(第一章)、实现医疗健康领域共富所面临的挑战(第二章)以及实现医疗共富的数智化途径(第三章);在第二部分,本书将以浙江大学医学院附属第四医院为观察样本,通过第四章至第八章共五章,分别从数智技术提高医疗服务可及性、改善医疗服务可负担性、增强医疗服务便利性、提高医护人员工作效能、提高医疗服务质量及安全性这五个方面系统地呈现有关数智医疗技术助推医疗共富的一系列已经应用于实践的真实案例;在第三部分,本书将对未来的数智医疗发展趋势和前沿技术进行展望(第九章)。

本书的撰写和出版得到了国家自然科学基金重点项目（72232009）“在线化驱动的动态组织设计与员工行为研究”和浙江大学管理学院共同富裕研究专项课题的资助。在撰写本书的过程中，本书研究团队也得到了浙江大学医学院附属第四医院的大力支持。本书的分工如下：谢小云和刘玉坤负责撰写本书的第一部分和第三部分，谢小云、刘玉坤、沈玉强和王凯共同负责撰写本书的第二部分。浙江大学管理学院的博士生方琪、胡巧婷和陈思宇以及硕士生吴雨思也参与了本书的撰写。其中方琪参与撰写了第四章和第五章，吴雨思参与撰写了第六章，胡巧婷参与撰写了第七章和第八章，陈思宇参与撰写了第九章。浙江大学医学院附属第四医院的徐健教授（时任医院党委书记）、周庆利副院长、姚建根副院长、何建国主任、张华芳主任等亦为本书的撰写提供了有力支持，在此向他们致以衷心的感谢。除此之外，也由衷地感谢浙江省社会科学界联合会党组书记、副主席郭华巍先生以及浙江大学公共管理学院刘晓婷教授对本书的评审，两位专家提出的高屋建瓴的指导意见使本书研究团队受益匪浅。

目　录

正如在前言中所提及的，数智技术对医疗健康领域的贡献不应仅仅局限于对医学医疗技术或手段的增强，而更应在此基础之上通过技术对医疗卫生服务资源的配置进行赋能，以促使更大范围和更多数量的人群享受到数智科技的进步为人的生命健康带来的福利。长期以来，医疗卫生资源特别是优质医疗卫生资源在我国的城乡、地域、人群之间的分布是不平衡不充分的，这使广大人民群众难以普遍地享受到高质量的基本医疗卫生服务，极大地阻碍了健康公平的实现①。进入新世纪新的发展阶段后，党中央和国务院审时度势，基于我国仍然是世界最大的发展中国家、国民经济和社会发展中仍然存在广泛的不平衡等事实，把全体人民共同富裕作为重要的奋斗目标。毫无疑问，共同富裕发展战略的提出，对医疗健康领域推进基本医疗卫生服务的普惠共享、提高人民群众的健康公平感是一个重要的契机。

那么在医疗健康领域如何努力助推共同富裕这一奋斗目标的实现呢？本书研究团队认为，这样一股助推力的主要来源可以是生产力即科

---

① 李实. 共同富裕的目标和实现路径选择[J]. 经济研究，2021(11)：4-13；李实，陈宗胜，史晋川，等. "共同富裕"主题笔谈[J]. 浙江大学学报(人文社会科学版)，2022(1)：6-21.

学技术的发展。随着以人工智能、机器学习、大数据、物联网等为代表的新一代数智技术在医疗健康领域愈加广泛和深入的应用,人们可以预期,许多长期以来阻碍实现基本医疗卫生服务普惠共享的问题,比如偏远欠发达地区老百姓的就医难问题、医疗服务价格昂贵的问题、群众就医流程烦琐问题、医疗服务质量低的问题、医疗安全问题等,都有可能在数智技术的赋能下得到缓解甚至解决。在接下来的第一章至第三章,本书将从理论层面分析发展数智医疗对于推进医疗健康领域实现共同富裕的必要性和重要性,为本书在理论层面奠定基础。

第一章

共同富裕背景下的医疗健康事业

第一节　共同富裕的内涵

在全面建设社会主义现代化国家的新征程中，我国把全体人民共同富裕摆在了更加关键的位置。党的二十大报告指出，“共同富裕是中国特色社会主义的本质要求，也是一个长期的历史过程”。2021 年 8 月 17 日，习近平总书记在中央财经委员会第十次会议上明确要求，“必须把促进全体人民共同富裕作为为人民谋幸福的着力点，不断夯实党长期执政基础”；还基于我国经济社会发展的现状，提出了推动共同富裕实现的六条路径，“促进基本公共服务均等化”就是六条路径之一。① 2021 年 10 月 15 日，习近平总书记在《求是》杂志刊发的《扎实推动共同富裕》一文中再次明确指出：“实现共同富裕要促进基本公共服务均等化。”②这也就意味着

---

① 在高质量发展中促进共同富裕　统筹做好重大金融风险防范化解工作［N］. 人民日报，2021-08-18(1).

② 习近平. 扎实推动共同富裕［J］. 求是，2021(20)：4-8.

健全基本公共服务体系、推动基本公共服务的普惠共享被赋予了“共同富裕”的时代特色①。

第二节　优质医疗服务的普惠共享

长期以来，我国在基本公共服务方面存在诸多短板。城乡之间、地区之间、人群之间所享受的医疗、教育、住房、文体等基本公共服务的水平和质量还存在较为明显的差距。随着共同富裕成为新时期我国发展的顶层战略，大力发展基本公共服务、缩小差距和不平衡就成为实现共同富裕的重要着力点。在各类基本公共服务当中，医疗卫生服务关系着人民群众的身体健康，是保障人民群众幸福生活的重中之重。早在 2016 年，中共中央、国务院就围绕我国的医疗卫生事业发展发布了《“健康中国 2030”规划纲要》，其中针对医疗服务均等化明确提出：“以农村和基层为重点，推动健康领域基本公共服务均等化，维护基本医疗卫生服务的公益性，逐步缩小城乡、地区、人群间基本健康服务和健康水平的差异，实现全民健康覆盖，促进社会公平。”②

改革开放以来，特别是进入新世纪新发展阶段以来，随着国民经济发展水平的日益提高，我国在基本医疗服务方面的投入逐年增大，医疗资源的质量和水平日益提升，医疗保障体系也逐年完善，人民群众在医疗服务方面享受到了实实在在的利益。然而，由于经济发展的不平衡、收入分配

---

① 李实，杨一心．面向共同富裕的基本公共服务均等化：行动逻辑与路径选择［J］．中国工业经济，2022(2)：27-41.

② 中国政府网．中共中央国务院印发《“健康中国 2030”规划纲要》［EB/OL］．(2016-10-25)［2022-03-01］．http://www.gov.cn/zhengce/2016-10/25/content_5124174.htm.

的协调程度不够等问题，医疗资源特别是优质医疗资源在城乡、区域和群体间的分布还存在不平衡的问题，严重阻碍了医疗服务普惠共享的实现。以城乡卫生资源配置为例，尽管2018年以来城乡每千人口卫生技术人员、医疗卫生机构床位数的绝对差距在缩小，但截至2020年，城乡之间的差距仍然要比2011年大①。针对医疗资源分布不均衡的问题，国家发展改革委、国家卫生健康委、国家中医药管理局、国家疾病预防控制局四部门在2021年7月联合发布的《"十四五"优质高效医疗卫生服务体系建设实施方案》中指出："更加注重优质扩容和深度下沉，更加注重质量提升和均衡布局……推动省域优质医疗资源扩容下沉…… 扩大优质医疗资源辐射覆盖范围，进一步缩小区域、城乡差距，更好满足群众就近享有高水平医疗服务需求。"②

从学术的角度来看，已有文献对医疗服务的普惠共享以及医疗资源的均衡布局进行了相应的研究。具体而言，针对医疗服务的普惠共享，有相当数量的以"医疗服务的公平性"(healthcare equity)为主题的国内外研究；针对医疗资源的均衡布局，也有为数不少的以"医疗服务的可及性"(healthcare accessibility)为主题的国内外研究。针对医疗服务的公平性和可及性，国内外学术界除了关注传统的问题，也开始越来越多地研究在新一轮科技革命下如何利用新技术特别是以大数据、机器学习、人工智能等为代表的数字技术来提高医疗服务的可及性并促进医疗服务方面的公

① 李实，杨一心．面向共同富裕的基本公共服务均等化：行动逻辑与路径选择[J]．中国工业经济，2022(2)：27-41.

② 中华人民共和国国家发展和改革委员会.关于印发《"十四五"优质高效医疗卫生服务体系建设实施方案》的通知[EB/OL]．(2021-07-01)[2022-03-01]．https://www.ndrc.gov.cn/xxgk/zcfb/tz/202107/t20210701_1285212_ext.html.

平。例如，有关远程医疗（telemedicine or teleconsultations）如何改善线下医疗资源区域分配失衡（offline healthcare disparity）或优质医疗资源挤兑等问题的研究已经开始涌现①。而在实践领域，特别是在数字化技术蓬勃发展的我国，以"智慧医疗"为特点的新兴医疗也得到了日新月异的发展，并已经在许多领域推动了医疗服务可及性和公平性的提高。除了以上所提及的远程医疗技术，我国很多地区的大型医院还运用先进的5G互联网技术建设配备了移动医院，实现了更高水平的送医下乡，解决了位置偏远、交通不便地区人民群众的就医难问题。除此之外，全国各地的大中型医院也大刀阔斧地推行了数字化改革，运用新一代的信息技术对挂号系统、电子病历系统、预约系统、财务结算系统等进行了升级换代，真正解决了一批困扰人民群众许久的挂号难、就诊流程烦琐等问题，大大提高了医疗服务的便利性，进而改善了广大人民群众的就医体验，增进了人民群众的福祉。

① Sun S, Lu S, Rui H. Does telemedicine reduce emergency room congestion? Evidence from New York State[J]. Information Systems Research, 2020(3): 972-986.

第二章

医疗共富路上的挑战

第一节　优质医疗资源的配置

如前文所述,医疗健康领域共同富裕目标的实现将主要依靠基本医疗卫生服务的普惠共享,而基本医疗卫生服务普惠共享这一目标的实现本身就面临诸多挑战,其中最核心的一大挑战就是医疗卫生服务资源特别是优质医疗卫生服务资源的配置不均衡问题。在分析配置不均衡的问题之前,需要明白医疗卫生服务资源指的是什么。一般来说,医疗资源包括医疗机构、医疗床位、医疗卫生人员、医疗设施、医疗服务等。相应地,优质医疗资源指的就是以三甲医院等大型综合性医院为代表的高水平医疗机构、医疗卫生人才、功能先进的医疗设施与设备、一流的医疗服务等。那么这些优质医疗资源在配置上的不均衡问题具体指的是什么呢?我国优质医疗资源在配置上的不均衡主要体现在两个方面:优质医疗资源在空间结构以及系统结构上的配置失衡,具体表现为区域(包括城乡)之间以及不同层次或规模的医院之间在优质医疗资源分布上的巨大差异。

首先,从空间结构的角度来说,优质医疗资源过度集中在少数区域。在全国范围,以三甲医院为代表的优质医疗资源高度集中在东部地区。例如,2020 年全国共有 1580 家三甲医院,其中超过四成(670 家)位于东部地区,而中部地区(448 家)和西部地区(462 家)的三甲医院各自只占总数的不到三成①。不仅是三甲医院这一项指标,从全国每千人口医疗机构的床位数以及每千人口拥有的执业医师数量这两项指标来看,我国中西部地区与东部地区也依然存在较大差距。优质医疗资源的分布不均衡不仅体现为全国范围不同区域之间的分布不均,还体现为各省(区、市)中心城市与边缘城市之间的分布不均。以经济社会发展水平较高、医疗卫生资源体量庞大的浙江省为例,根据《浙江省省级医疗资源配置"十四五"规划》,82.50%的省级医院(含分院区)集中布局于杭州城区,浙中、浙西等地区受制于区位及基础条件劣势,优质医疗资源配置相对不足,山区海岛等偏远地区资源相对缺乏、发展不快②。优质医疗资源在空间结构上的配置不均衡还体现在城市与农村之间。根据粗略的估计,我国约八成医疗资源集中在城市,农村地区拥有的医疗资源在数量和质量上都十分欠缺。而在城市之中,区域中心城市又拥有大约一半的优质医疗资源;在城市的内部,优质医疗资源也多集中于城市的中心区域。总的来说,我国优质医疗资源的配置在空间结构上还存在较为突出的问题,农村、边缘城市、中西部欠发达地区的广大人民群众在看病就医上还存在"看病难、看病远"的问题。

---

① 国家卫生健康委员会. 中国卫生健康统计年鉴 2021[M]. 北京:中国协和医科大学出版社,2021.

② 浙江省人民政府. 省发展改革委、省卫生健康委关于印发《浙江省省级医疗资源配置"十四五"规划》的通知[EB/OL]. (2021-07-28) [2022-03-01]. https://www.zj.gov.cn/art/2021/7/28/art_1229505857_2313133.html.

其次,从系统结构的角度来说,优质医疗资源过多集中在大型综合医院,而中小型医疗机构拥有的医疗资源在数量和质量上均不占优势。长期以来,由于在医疗机构的行政规划、设计建设、评审管理等方面存在“重城轻乡、重大轻小、重医轻防”①的导向,医疗系统内的优质医疗资源特别是医疗人才和医疗设施等一直源源不断地流向高级医院。这导致了在整个医疗系统内部,位于顶端的三甲医院的优质医疗资源在数量和质量上有着绝对优势,而位于底端的中小型医院则在人才、设施等方面远远落后。这种系统结构上的配置不均衡导致了广大人民群众在享有基本医疗卫生服务方面的不公平,同时也大大限制了优质医疗资源的利用效率。如果步入一家省会城市的大型三甲医院,很可能会在医院大厅看到熙熙攘攘的就医人群,而如果去问这些就医者来自哪里,则会发现他们中的许多人来自几百公里外的县市。尽管他们当中有不少非理性就医者,因为他们的病症是完全可以在县级医院得到妥善诊治而不必跑到三甲医院来诊治的,但其中也有相当数量的就医者恰恰就是因为其所在地医院医疗服务质量差、口碑差等才舍近求远的。再次查阅《浙江省省级医疗资源配置“十四五”规划》的统计数字发现,在浙江省的医疗系统中,省级医院床位数占全省医院床位总量的 9. 30% ,省级医院的出院人次却占到全省医院出院总人次的 15. 98% ②。从全国范围来看,在全国所有医疗卫生机构总数中占 3% 的三甲医院承担了全部诊疗人次的 42% ,大医院“一号难

---

① 魏子柠. 中国进入新时代医改重在供给侧[EB/OL]. (2017-11-22) [2022-03-01]. http://finance. ce. cn/rolling/201711/22/t20171122_26965172. shtml.

② 浙江省人民政府. 省发展改革委省卫生健康委关于印发《浙江省省级医疗资源配置“十四五”规划》的通知[EB/OL]. (2021-07-28) [2022-03-01]. https://www. zj. gov. cn/art/2021/7/28/art_1229505857_2313133. html.

求”而小医院“门可罗雀”的状况非常普遍①。对各级医院的发展而言，系统结构上的不均衡也导致了“马太效应”，即很多大型医院依托其在资源禀赋上的优势不断地“虹吸”医疗资金、人才、设施、患者等，逐渐发展成为“超级医院”，而很多基层的小型医院的发展却举步维艰。总的来说，优质医疗资源在系统结构上的配置失衡严重制约着基本医疗卫生服务的普惠共享式发展。

综上所述，正是优质医疗资源在空间结构和系统结构上的配置不均衡，导致我国在基本医疗卫生服务的普惠共享方面面临巨大挑战。当绝大多数的优质医疗资源集中于东部发达地区、城市、区域中心城市、省级医院、三甲医院时，可以推断出会有相当数量的老百姓仍旧享受不到质优价廉的医疗卫生服务，同时也会有很多生活在偏远落后地区的老百姓可能会因为接受不到优质的医疗卫生服务而出现因病致贫、因病返贫等问题。这也就意味着，医疗健康领域优质资源的配置不均衡问题会在很大程度上影响共同富裕目标的实现，而这就要求各级医疗卫生机构在如何优化医疗资源的配置方面想办法。

第二节　医疗服务的可负担性

倘若从直觉上发问“实现共同富裕的目标为什么要格外关注医疗问题”，即使不从基本医疗卫生服务普惠共享的角度来考虑，也可以很直接地想到医疗对于阻碍“共富”的直接影响，那就是医疗这件事情本身给个

① 静宇. 基层医疗应起主力军作用[EB/OL].（2017-12-23）[2022-03-01]. http://health. people. com. cn/gb/n1/2017/1223/c14739-29724730. html.

人和家庭带来的经济负担。我国在新民主主义革命时期有被“帝国主义、封建主义、官僚资本主义”三座大山压迫的形象比喻，进入21世纪之后，广大人民群众又逐渐提出了“新三座大山”的说法，指的便是在民生领域长期以来压在老百姓肩上的“看病难、住房难、上学难”这三座大山①。时至今日，在改革开放40多年以后，尽管国民经济和社会发展取得了举世瞩目的成绩，医疗、住房和教育这“三座大山”却依然沉重得让许多老百姓喘不过气、直不起腰来。党中央和国务院深知这“新三座大山”给人民群众带来的沉重负担，也一直针对这三大问题在努力。2021年7月1日，在庆祝中国共产党成立100周年大会上的讲话中，习近平总书记明确指出，要“维护社会公平正义，着力解决发展不平衡不充分问题和人民群众急难愁盼问题，推动人的全面发展、全体人民共同富裕取得更为明显的实质性进展”②。这实际上意味着党中央和国务院已经通过提出“共同富裕”来解决压在人民群众肩上的“新三座大山”问题。在医疗、住房、教育这三大问题上，医疗一直被人们视为最为沉重、最难解决的一大问题。早在2007年3月，在当年的全国“两会”召开前夕，新华网曾以“网民关注的‘两会’热点问题”为主题开展了在线调查，结果“看病难”以76%的得票率位列“新三座大山”榜首，高于得票率分别为65%和50%的“住房难”和“上学难”这两个问题③。随着我国医保制度的不断改革和完善，特别是以新型农村合作医疗和大病医疗等为代表的一批新制度的落地实施，老百姓在

① 中国广播网. 看病、住房、上学新三座大山再成两会关注焦点[EB/OL].（2009-07-23）[2022-03-01]. http://www.cnr.cn/metro/sslc/200702/t20070227_504406982.html.

② 习近平. 在庆祝中国共产党成立100周年大会上的讲话（2021年7月1日）[J]. 求是，2021(14):4-14.

③ 中国广播网. 看病、住房、上学新三座大山再成两会关注焦点[EB/OL].（2009-07-23）[2022-03-01]. http://www.cnr.cn/metro/sslc/200702/t20070227_504406982.html.

看病就医方面的负担得到了明显改善，医疗这座“大山”给人们的压迫感得到了巨大缓解。尽管如此，时至今日，人们提起医疗这一问题来仍然免不了感到沉重，因为“看病难”特别是“看病贵”的情况仍然存在，许多家庭尤其是中低收入家庭仍然面临“因病致贫”和“因病返贫”的风险。导致“看病贵”的原因有哪些？要回答这一问题，可能首先要考虑医保制度。尽管我国的医保制度一直在往更好的方向进步，但个人特别是农村地区的群众仍要承担大约30%的医疗费用，而且基本医疗保险在全国范围的覆盖率也有待进一步提高，这些都使“看病贵”的问题仍然普遍存在。当然，除了医保制度方面的原因，如果聚焦医疗服务本身，也会发现有不少因素导致了“看病贵”。接下来本书将从医疗服务的直接成本和间接成本这两方面加以分析。

首先，从医疗服务的直接成本方面来说，老百姓在不少诊疗服务上依然需要花费不少钱。以慢性病为例，基于国家对因病致贫人口的调查，慢性病是致贫的最主要疾病，其带来的经济负担已占全国各类疾病总经济负担的近七成。在因病致贫的前十种疾病（包括高血压、脑血管病、冠心病、重性精神疾病、糖尿病、慢性阻塞性肺气肿、髋膝关节病、类风湿关节炎、重型老年慢性支气管炎、老年性白内障）中，大多数是慢性病①。除了慢性病导致的较大开销，医疗服务中仍然普遍存在的一些问题，如重复诊疗和过度诊疗等，也在很大程度上增加了人们在医疗服务方面的开销，加重了人们的经济负担。例如，许多医疗机构间尚无法实现病历、医学影像、检查报告、处方等的互认，甚至有医疗机构不认可患者不久前在同一

① 吴姝丽，靳传娣，王洪娜，等. 因病致贫人群的患病状况调查［J］. 山东大学学报（医学版），2019（8）：103-109.

机构的检查报告，患者有时迫不得已需要进行重复性的检查、诊断或治疗，导致患者承担了完全不必要的开销。再如，“小病大治”的现象依然普遍存在。而且，很多的“小病大治”是由于患者对“小地方”的医疗机构缺少信任，在当地医疗机构完全可以妥善诊治的情况下，仍舍近求远到三甲医院治疗；而按照医保政策，在这种情况下个人自主承担的诊疗费用比例更高，这也就使患者承担了不必要的开销。

其次，从医疗服务的间接成本方面来说，老百姓在看病就医过程中的额外开销依然较大。这一点其实与前文提到的优质医疗资源配置不均衡问题息息相关。由于优质医疗资源在空间结构和系统结构方面的配置不均衡，当许多老百姓特别是在空间结构和系统结构方面处于不利位置（如位置偏远、交通闭塞的地区）的老百姓需要看病就医时，往往需要走很长的路、花很多的时间前往水平更高的医院。在这种情况下，即使诊疗本身所花费的开销不高，诊疗前前后后给老百姓带来的额外成本（如误工成本、交通成本、住宿成本等）也不容小觑。尽管在高速铁路网和高速公路网等的不断完善下，城际之间的交通成本已大大降低，但赴异地看病就医对不少群众来说仍然是一件需要准备不少额外开销的大事。在选择赴异地看病就医的群众当中，诚然有一部分是出于对本地医疗机构的不信任才选择了外出就诊，但也有很大比例的人群确实是因为当地没有相应的高质量医疗资源才迫不得已赴异地寻医问药，而这一现象在我国中西部欠发达地区尤为普遍。

综上所述，医疗服务仍然是压在人民群众肩头的一座沉重的“大山”，其因仍然十分显著的成本和价格在人民群众的财务支出中占据着不小的比例，是人民生活中不可忽视的一项经济负担。实现共同富裕的目标需要有效减轻人民群众在医疗卫生服务方面的负担，防止“因病致贫”“因病返贫”现象的发生。而基于以上的分析，要提高医疗服务的可负担性就需要针对增加医疗服务成本的直接因素和间接因素采取相应的对策，以帮助群众减少不必要的开销。

第三节　医疗服务的便利便捷

看病难，不仅在于“看病远”和“看病贵”，很多时候还体现在“看病繁”，即求医问诊的流程复杂。对很多患者来说，即使只是去医院检查一个小毛病，也无法避免要经历挂号、检查、缴费、取药等一长串流程，导致患者需要在医院的窗口之间来回穿梭，而且经常需要不断地排队，这对患者及其陪同家属来说是一个巨大的体力、心力以及耐力的挑战。而如果是去诊治大病，烦琐漫长的就诊流程会给本来就已经心力交瘁的患者及其家属造成更大的困扰，严重影响患者及其家属的就医体验。长期以来，“看病繁”被人民群众视为医疗卫生服务中的“痛点”“难点”“堵点”，也一直是医疗机构管理者长期面临的一大棘手难题。以看病就医过程中处于最开始阶段的挂号这一流程为例，“一号难求”的现象在许多医院特别是一线城市或者区域中心城市的三甲医院里一直存在且较难改善。当然，除了挂号，就医流程中还有许多其他耗时、耗力、耗耐心的步骤，给广大患者造成了诸多不便。

在我国绝大多数的医院里，一个标准的就医流程往往包含了“进院—排队—挂号—候诊—就诊—缴费—检查—再就诊—再缴费—取药—治疗—离院”等十多个步骤，患者需要依次经历每一个步骤才能完成一次完整的就医过程，而且患者在每个步骤都有可能经历耗时或长或短的排队。在就医全流程中，部分环节还会涉及患者身份确认、项目或费用确认等多个子环节，有时患者也会因为手续不全、沟通不清晰等而在多个窗口间来回往返。当然，就医这件事情本身确实就需要很多必要的步骤，诸如就诊、检查、缴费、取药这些环节是无论如何都不能省去的。然而，如果不考虑就医流程本身的因素，不少医院在院内工作区的空间布局、窗口设计上存在的许多弊端实际上为广大患者徒增了许多麻烦。比如，很多医院的门诊部工作分区杂乱，缺乏清晰的流程导图和方向指引图，使许多患者及家属在就医的过程中常常找不到窗口或科室，浪费了许多宝贵时间，也容易使患者及家属产生急躁或焦虑情绪。而且，一些医院的管理者在设计就医流程时较少能从患者的角度考虑，往往一厢情愿地假定所有的患者都具备"看得懂导医流程图""摸得清方向指引图"的能力，而不能设身处地了解实际运行中困扰患者的"痛点"问题，导致就医流程烦琐的问题长期存在且无法得到有效的解决。

从另一个角度来说，就医流程烦琐这个问题给一部分重点人群造成的不便非常大，严重影响医疗服务在整体上的便捷性。众所周知，我国的老龄化问题越来越突出，老年患者在所有患者中所占的比例越来越大。而随着受计划生育政策影响的一代人逐渐步入晚年，越来越多的独生子女父母开始在不同程度上面临看病就医方面的挑战。当行动不便且子女不在身边而无法陪同自己看病时，老年患者往往需要靠自己到医院小心且吃力地摸索就医的流程。而在这时，烦琐的就医流程会给老年患者造成严重不便。以一项基于近 3000 名北京市老年人就医困难因素的问卷调查为例，"就医手续烦琐"在被访者反馈的就医不方便的原因中排在了第一位（占比48.0%），其次是“行动不便”（占比39.7%）和“无人陪同”（占比33.6%）①。而老年患者在看病就医过程中所经受的这些不便和麻烦最终往往会被其子女或家人得知，这也会进一步强化人们已形成的“看病难”和“看病繁”的固有认知，使就医不便的问题更加为人们所诟病。

在很大程度上，医疗服务的便利便捷性较低也是与医疗服务的成本价格较高这一痛点紧密相连的。试问，如果就医流程足够便捷，患者跑一次医院就可以解决问题，患者还会重复性地来医院花钱诊治疾病吗？因此，医疗服务的不便可能给老百姓带来更重的经济负担。除此之外，就医流程烦琐给患者带来的心理负担也是不能被忽视的。如果患者的就医体验不佳，那么他们如何会发自内心产生一种获得感呢？从经济和心理负担的角度考虑，完善就医流程、提高医疗服务的便利便捷性是实现共同富裕目标的内在要求之一。事实上，针对医院的就医流程烦琐、看病多有不便的问题，国内有非常多的医院在前些年已经开始致力于对业务流程的再造，或是采用精益管理的方式对就医流程进行优化。例如，有的医院针对“一号难求”的困难，引入了预约机制，并且在号源特别是优质号源（如专家号）的分配上采用了分时段分配的方法，大大减轻了挂号这一环节的压力。再如，有的医院利用精益化管理的方法，实际测量并计算了患者在各个就医环节的排队和耗时情况，并据此优化了就医流程，后续结合患者的反馈持续改进。与此同时，政府长期以来也一直在针对医疗服务的便利便捷性不高这一问题想办法、提思路、出措施。以浙江省为例，在公共医疗卫生服务领域推进实施“最多跑一次”的改革，针对“看病难”“看病

① 王建平，汤哲，孙菲，等. 北京市老年人就医难相关因素分析[J]. 中国医院，2012(12)：26-28.

繁”的问题制定了“看病少排队”和“检查少跑腿”等多项改革举措，极大地改善了广大人民群众在看病就医方面的体验，增强了群众的满意度和获得感，在提高医疗服务便利便捷性方面成为典范①。

第四节　医护人员的工作效能

医疗服务的效果之优劣在很大程度上依然取决于医护人员的业务水平以及工作效能之高低。患者的疾病能否在一家医院被又快又好地治愈，很多时候并不必然地取决于这家医院的设施设备是否足够先进，而更加取决于这家医院的医护人员能否尽心尽力地施展其专业技能为患者诊治。然而让医护人员尽心尽力地投入诊治工作本身就不是那么容易实现的一个目标，这当然不是因为医护人员不够敬业，而恰恰是因为很多医护人员太热爱、太认同自己的工作，以致其长期高强度地投身于医护工作而经常身心倦怠，偶尔可能影响工作效能。身心倦怠在学术研究上对应的概念是“工作倦怠”(burnout)，是个体由于长期处于工作压力状态下而出现的一种身心过度消耗、精力枯竭的综合症状，包括情感耗竭(emotional exhaustion)、人格解体(depersonalization)和个人成就感降低(diminished personal accomplishment)三个方面②。医护人员由于工作强度大、工作责任重、工作风险高，是工作倦怠的易感人群。实际上，医护人员的工作或

① 浙江在线. 看病少排队，检查少跑腿，付费更便捷：我省百姓将享受十项医疗新服务[EB/OL].(2018-05-19)[2022-03-01]. https://zjnews.zjol.com.cn/zjnews/zjxw/201805/t20180519_7301912_ext.shtml；张平.“少跑”才是实在民生“成绩单”[J].中国卫生，2019(1)：23.

② Maslach C, Schaufeli W B, Leiter M P. Job burnout[J]. Annual Review of Psychology, 2001(52): 397-422.

职业倦怠是一个全球性的问题。在职业健康心理学、工业与组织心理学以及组织行为学等领域，相当数量的以工作或职业倦怠为主题的研究关注的都是医护人员这一群体①。同时，无论是国外还是国内，最早的工作倦怠方面的研究也是从针对医护人员这一群体的研究开始的，这间接反映出了工作倦怠在全世界医护人员中普遍存在的事实②。在我国，医护人员的工作倦怠问题往往因为就诊患者数量庞大、医患人数比例严重失衡、部分患者就医理念严重落后等问题而格外突出和棘手。新冠疫情防控期间，全国各地广大的医护人员无不在工作上经历了前所未有的高强度、高压力和高损耗，其中绝大多数医护人员在不同程度上出现了工作倦怠或职业倦怠的症状③。可以合理地设想，当“白衣天使”由于持续积累的工作压力而出现工作倦怠时，倘若再期望他们全心全意地投入医护工作并为患者提供高质量的诊疗护理，就会有些强人所难。从根本上讲，无论是医生还是医院，都希望把最高质量的诊疗护理服务提供给患者，让患者从中受益。然而实现这一目标需要医院从医护人员的角度出发，采取有效的举措减轻医护人员的工作压力，使其免于工作倦怠之困扰，从而尽心尽力地投入工作。那么从本源上来讲，导致医护人员工作倦怠并降低他们工作效能的因素有哪些呢？接下来本书从两个方面进行分析。

首先，从“倦怠”的“倦”这个角度来说，每天巨大工作量让相当数量的医护人员感到身体疲惫、情绪耗竭。从工作时长上来看，很多医护人员

---

① 王晓春，甘怡群. 国外关于工作倦怠研究的现状述评[J]. 心理科学进展，2003(5)：567-572.

② 李超平，时勘，罗正学，等. 医护人员工作倦怠的调查[J]. 中国临床心理学杂志，2003(3)：170-172.

③ 健康界. 新冠疫情下，医务人员“心态堪忧”，何解？[EB/OL]. (2022-05-18)[2022-05-30]. https://www.163.com/dy/article/H7LS1E2N051480V3.html.

每天工作十几个小时几乎是家常便饭,有时如果需要加班则有可能工作更久;从诊治或护理的患者人数来看,很多医师特别是资深一些的医师每天从早到晚可能要接诊上百位患者,很多护士每天也需要看护照顾几十甚至上百位病患。除了费时费力,无论对于医师还是护士而言,与上百位患者一一讨论病情本身就是情绪消耗极大的事。再如,放射科的医师可能每天需要阅读分析好几百份医学影像,检验科的医师可能每天需要出具上百份化验报告,外科医生可能每天需要主刀十多台大大小小的手术且有可能会连续消耗四五个小时在一台手术上,等等。正因为如此高的工作强度,很多医护人员在每天"连轴转"一样的工作中时常会感觉"身体被掏空"或者"心累至极",在这种身心俱疲的情况下他们难以百分百保证工作的有效性。

其次,从"倦怠"的"怠"这个角度来说,长期的工作高强度、高压力、低反馈甚至是负面反馈令许多医护人员感到成就感缺失甚至工作意义丧失。与其他许多需要跟人打交道的职业一样,医生或者护士这份职业的工作成就感和意义感对于从业人员认同这一职业并持续性地投入工作起着重要的作用。而工作成就感以及意义感的获得往往需要工作者在努力工作之后能够看到他们的工作带来的有益改变或者接收到被影响的对象所提供的积极反馈。对广大医护人员来说,在对患者进行诊治或者护理之后如果能够看到患者病情好转或者听到患者及其家属对医护人员工作的认可肯定,则会感受到一种因为工作增进了他人的福祉而产生的满足感以及意义感。当然,这种情况对大多数医护人员来说是最理想的一种情况。在现实中,本书研究团队所观察到的许多情况是相当数量的医护人员每天需要诊疗或护理几十甚至上百位病患,这种超高强度、超快节奏的工作直接导致医护人员往往只能投入极少量的时间与每位病患交流。很多时候，医护人员能在与病患短暂的交流中施以有效的关怀就已经十分难得，在此情况下期望能从病患那里获得一些认可或肯定就不太现实。时常令人感到遗憾的是，很多医护人员在日常工作中不但较少得到患者及其家属的反馈，有时即使获得了反馈也有可能是负面的甚至是带有恶意或敌意的，在这种情况下，医护人员不仅感受不到成就或意义，反而会受到心灵创伤。

综上所述，医护人员的工作效能是保证医疗服务效果的最核心影响因素。实现共同富裕的目标，需要在医疗卫生领域尽可能保障广大人民群众的身体健康，需要保证广大人民群众在看病就医时能够得到有效的诊疗。而实现这些具体目标就需要医院的各级管理人员经常关注医护人员的工作状态以及经常关心他们的身心健康，并采取切实有效的措施减轻医护人员的工作负担以及增加对他们的认可和肯定，从而避免医护人员出现工作倦怠的状态影响工作效能。

第五节　医疗服务的质量安全

医疗风险存在于医疗服务的全过程，医疗风险的受害者也并不一定是患者本人，实际上医疗风险涉及医疗过程中的各类人员，包括患者本人、医护人员、患者家属和医院管理人员等，他们都有可能成为医疗风险的责任人或受害者。因医疗服务过程中风险的出现而导致的医疗安全事故，不仅有可能给患者的身体带来或轻微或严重的损害，还有可能给医护人员的正常工作以及医院的日常运营带来严重的不利影响。

从患者的角度而言,一旦因为医疗过程中的安全管理问题出现医疗安全事故,可能就会造成患者身体和精神的双重损害,甚至会有生命危险。当医疗安全事故导致患者失去劳动能力时,或者更严重的,当患者因为医疗安全事故而身亡时,患者及其家庭将会面临无比沉重的经济负担,而这也将通过社会保障体系转化为社会和国家的负担。从医生和医院的角度而言,一旦因为医疗过程中的安全管理问题出现医疗安全事故,医生乃至医院的声誉必将受严重的影响,使医生本人的职业生涯以及医院的发展面临巨大的阻碍。当某地某医院的医生和该医院的声誉因为医疗安全事故而遭受重大损害时,可以预期的是,该地的人民群众可能会增加对该医院以及该院医生的不信任,从而会使非常多的老百姓舍近求远走上异地就医的道路。总的来说,无论是对医疗安全事故的受害人本人还是对医生或医院来说,医疗安全事故的发生势必会带来巨大的经济和社会负担,而这将会影响许多人的福祉。从更广泛的角度来说,这些负担的产生也会在一定程度上阻碍一定区域和人群共同富裕目标的实现。尽管如此,人们又不得不承认,风险是一种客观存在、发生具有不确定性的事。在某种程度上,医疗风险的发生甚至是不可避免的,只能靠医院和医护人员最大限度加以防范。那么就医疗安全方面的管理而言,众多医疗机构所面临的挑战体现在哪些方面呢?

首先,从防范医疗安全事故发生的角度来说,医疗过程前的安全防范以及医疗过程后的质量检验都是医务管理工作的重点难点。医疗过程前的安全防范涉及对所有参与医疗过程的医务人员的规范化培训、标准流程检查等。以一台具有一定风险的手术为例,在手术实施之前,医务人员就应当有条不紊地进行风险评估、身份确认、文书签署、物品清点、麻醉操作等一系列需要严格遵循标准化操作流程的准备工作，其中每一个环节都应避免出现差错。而这还仅仅是手术实施之前需要一一完成的操作步骤，一台完整的手术前前后后所涉及的与风险防范息息相关的操作环节可能有几十甚至上百项。而如何通过科学的管理规范医务人员的操作、防范差错事故的发生就不可避免地成为一大挑战。同样，对于医疗过程后的质量检验来说，在实施上也非容易之事。以一个操作相对简单的医疗服务过程为例，即医师为患者开处方这个操作，处方的开出在严格意义上并不意味着这个医疗服务过程就闭环归档了，因为医师还有可能在开处方的过程中出差错，导致患者拿错药、吃错药。因此，在处方开出之后，医院的医务部门还应当对处方进行质量检验，以排查并纠正错误处方。而这个检验的工程量可想而知是很庞大的，那么医务部门如何才能高效准确地查错纠错呢？这当然也是医院管理方面的一大挑战。

其次，从应对医疗差错或安全事故的角度来说，差错或事故发生之后的应急处理以及事后的复盘整改也是医务管理工作的重要环节。既然医疗差错并不能完全避免，还是会有一定的概率发生，那么对于医院而言，建立一套完善的医疗差错或事故应急处理方案就十分必要。事实上，尽管不少医院都建有应急处理方案，且可能配置了专门负责医疗差错或事故应急处置的团队，但在一些医疗差错或事故发生后往往不能快速妥善地处理，混乱无序的情况时有出现。毫无疑问，针对医疗差错或事故的应急处置确实具有较大的难度，这非常考验医务人员和医院管理人员的智慧。从另外一个方面来说，在医疗过程中出现差错或者事故在所难免，对医务人员和医院的管理人员而言，最重要的还是针对差错或事故开展复盘或者整改，这对于填补医院管理的漏洞、防范类似差错或事故的再度发生有着极为重要的意义。而这种复盘或整改应当如何有效开展和实施，特别是如何落实到相应的科室或负责人，实现切实有效的整改和落实，也是一项管理方面的巨大挑战。

综上所述，医疗服务的质量和安全关系到包括患者在内的诸多医疗过程参与者的切身利益。医疗风险一旦出现就有可能给受害人带来沉重的健康负担以及经济负担，并且严重影响医院以及医护人员的声誉，而这些在一定程度上都可能会影响医疗健康领域共同富裕目标的实现。人们也清楚地看到，针对医疗服务质量安全的管理是一个系统性、复杂性的大工程，涉及许许多多的关键步骤和环节，对医院管理而言是一项重大挑战。针对这一挑战，如何改变旧的思维模式，采用新的管理思路加以解决就成为医院的管理者需要认真研究的问题。本书研究团队认为，这一难题，与在本章中一一分析过的包括优质医疗资源配置不平衡、医疗服务可负担性较低、医疗服务流程烦琐、医护人员工作效能较低等难题一样，有希望通过一些先进的医疗技术得到破解。在接下来的第三章，本书将指出并详细分析数智医疗是破解医疗共富路上面临的诸多难题进而推动实现医疗共富的一条有效路径。

第三章

实现医疗共富的数智途径

第一节　数智医疗的内涵

细心的读者可以发现,本书所采用的“数智医疗”这个概念与“智慧医疗”这个应用更普遍的概念存在略微的差异。在此需要指出,这两个概念在本质上并没有太大的差异,指的都是依托数字化和智能化技术而发展的先进医疗。那么为什么要采用“数智医疗”这个说法呢?其实有两个方面的考虑。首先,本书研究团队想用“数”这个字来包含医疗领域的“数字化改革”这方面的内容;其次,本书研究团队想用“智”这个字来强调数字化和智能化技术对于医疗健康领域的“智慧增强”作用。那么数智医疗究竟指的是什么呢?

理解“数智医疗”这一概念首先就需要了解科技发展的背景。如果追根溯源,会发现“智慧医疗”这种说法最早是 2009 年国际商业机器公司

(IBM)在其提出的“智慧地球”战略中所纳入的一个重要组成部分[①]。当时,以新一代互联网技术为代表的一系列数字技术正处于急速的发展上升期,按照当时人们的共识,智慧医疗区别于传统的医疗模式,主要是通过数字化技术实现患者与医护人员、医疗设备、医疗机构之间的互动,通过信息化和智能化构建一个以患者为中心的智慧服务平台。如今,距离“智慧医疗”这一概念或理念的提出已经过去了十余年,其基本内涵并没有发生太大的变化,数字化技术本身却经历了许许多多的升级进步。十多年间,5G超高速互联网、机器学习、大数据、机器人、无人机、物联网等新技术逐渐产生或日臻成熟,并以前所未有的速度深刻改变着人们生活的方方面面。十多年前,当“智慧医疗”的理念刚刚提出时,我国大大小小的医院刚开始实施数字化转型,但那个时期的数字化还更多停留在“信息化”阶段。随着以人工智能、机器人等为代表的一系列新兴技术逐渐应用于医疗领域,越来越多的医院开始从“信息化”向“数智化”方向大踏步迈进。那么“数智化”在哪些方面区别于以往的“信息化”呢?回答这一问题需要了解“智”这个字所代表的数智技术的功能。本书研究团队认为,当今的数智技术在医疗中的作用或功能可以用两个以a为首字母的英文单词来概括。第一个单词是automation,即自动化,代表的是数智技术替代了相当一部分以前人在医疗场景中的操作,提高了医疗过程的效率;第二个单词是augmentation,即数智增强,代表的是数智技术通过介入相当一部分认知类的医疗过程(如分析决策等),实现对医疗过程中多种参与

① “智慧医疗”助力新医改扎实启程[J].瞭望,2009(15):13;冯蕾.“大象”三番转身开启“智慧医疗” IBM连推四大智慧医疗方案[J].中国医院院长,2009(9):6,86-87.

要素特别是人的“智慧增强”①。

本书的主题是数智医疗与共同富裕。在第二章中，本书围绕着共同富裕在医疗健康领域的具体内涵，从医疗资源的配置、医疗服务的可负担性、医疗服务的便利便捷性、医护人员的工作效能以及医疗质量和安全五个角度分析了可能会阻碍“医疗共富”这一目标实现的许多挑战。本书研究团队认为，这五个方面的一系列难题需要用新思路和新方法来解决。而在数智技术愈来愈发达、在医学与医疗领域应用愈来愈普遍的背景下，通过数智化的手段来改善阻碍“医疗共富”实现的五个问题可能就是一种新思路和新方法。正如前言中提到的，本书的主要内容就是通过理论分析和介绍大量案例阐述数智医疗是如何贡献于共同富裕目标的实现的。接下来，本书将一一针对医疗共富路上的五大难题，分析数智医疗对解决这些难题的作用和意义。

第二节　数智技术与医疗服务可及性

在第二章中，本书指出了我国的医疗资源特别是优质医疗资源在空间结构和系统结构上的配置不平衡问题。由于优质医疗资源过多集中在东部发达地区、城市特别是区域中心城市、大型综合性医院等，千千万万位于偏远欠发达地区和农村地区的人民群众在医疗服务的可及性方面处于劣势。正如在第一章中所阐释的，实现共同富裕，在医疗健康领域意味着推进基本医疗卫生服务的普惠共享，而提高服务的可及性就是最重要

① Daugherty P R, Wilson H J. Human + Machine: Reimagining Work in the Age of AI[M]. Brighton: Harvard Business Review Press, 2018.

的举措。那么针对优质医疗资源在空间结构和系统结构上的配置不合理问题,数智技术可以发挥什么样的增强作用以提高医疗服务的可及性呢?本书认为可以从两个方面来分析这一问题。

首先也是最为主要的一个方面,数智技术当中以高速互联网、物联网为主要代表的信息沟通类技术可以使更多种类的远程医疗得以实现。而借助远程医疗技术,可以合理地预期在很大程度上缓解优质医疗资源配置不均衡的问题。从空间结构的角度来说,高速互联网等技术可以使中西部偏远地区或者农村地区的患者与东部发达地区或一线城市的医生实现在线实时交流,使老百姓足不出户就可以让高水平的医师诊断或治疗自己的疾病;从系统结构的角度来说,以三甲医院为代表的高水平综合医院可以通过远程医疗这种方式"送医下基层",实现优质医疗资源的下沉。实际上,远程医疗特别是互联网医疗在我国实现了突飞猛进的增长。现如今,无论人们身处何方,都可以借助一些互联网平台方便快捷地在线求医问药,使相当一部分不需要去医院诊疗的疾病能够得到快速处置。不难想象,位于祖国西部边境小镇的一名居民,通过互联网医疗已经完全可以请到北京协和医院或上海华山医院的名医给自己诊断一些疾病,而这在几年之前还是难以实现的。随着以互联网等为代表的信息沟通技术的进一步发展,可以预期未来的远程医疗将变得更加普遍而多样化。可想而知,这对于进一步提高我国医疗服务的可及性将具有重要意义。

从另外一个方面来说,数智技术当中的人工智能类技术可以通过对一些医疗实践或过程的智能增强使其实现远程化的操作。以手术为例,在早些年的时候"远程手术"更多还是一种新型医学概念,受制于技术上的不成熟并未成为现实。然而近些年,依托人工智能、机器学习、机器人等基础技术的发展，以“达芬奇”机器人为代表的手术机器人技术已经日臻成熟①，并有希望在未来几年得到更广泛深入的应用。类似手术机器人这种采用数智技术实现对医疗过程智能增强的典型例子在现如今的医学和医疗领域还有很多。比如，新一代的医学影像检查设备受益于基础数智技术的进步已经在轻型化、在线化等方面实现了进步，这使医学影像检查这个医疗过程更具灵活性。不难设想，手术和医学影像检查这类关键医疗服务，倘若其本身借助数智技术能够变得更具灵活性，那么在超高速互联网等技术的进一步加持下，远程手术和远程医学检查就有可能成为现实并演化为一种成熟的远程医疗服务。这对于医疗可及性的意义在于，其可以使远程医疗涵盖更多的功能，使偏远地区和农村地区的病患甚至可以接受由北京或上海的名医主刀的手术，而这在以前是非常难以实现的。可以预期的是，在不久的将来，必然会有更多的医疗服务可以实现远程化，这将进一步帮助提升医疗服务的可及性。

第三节　数智技术与医疗服务可负担性

前文提到了我国医疗服务的负担度仍然较高的问题，指出了医疗服务的直接成本和间接成本对于很大一部分老百姓来说依然较高，“看病贵”的问题依然普遍存在。那么数智技术对于改善“看病贵”的难题、提高医疗服务的可负担性会起到哪些作用呢？本书研究团队认为，回答这一问题也要从医疗服务的直接成本和间接成本这两个方面来分析。

---

① 杜祥民，张永寿. 达芬奇手术机器人系统介绍及应用进展[J]. 中国医学装备，2011(5)：60-63.

首先,从直接成本的角度来说,数智技术可以使医学检查、医学诊断、医学治疗等医疗过程更加先进,有助于避免重复医疗或过度医疗的问题,为老百姓节省医疗服务的直接成本。以医学检查这一过程为例,以往老百姓在一家医院进行 CT 检查之后,由于影像数据仅存储在这一家医院的系统之中,加上医院之间在医学影像上的互不认可,其到另一家医院诊疗时就需要重新再做一次 CT 检查。与此相似,老百姓在一家医院诊疗时获得的处方可能在另一家医院也不会被认可,有可能发生重复诊疗。随着包括云存储、云计算、大数据等在内的数智技术的进步以及全国医疗体系在数字化方面的改革,包括医学影像在内的医疗数据正越来越多地在区域范围内实现共享共认,这有利于避免重复检查、重复诊疗等的发生,从而大大节省老百姓的直接医疗成本。

其次,从间接成本的角度考虑,数智技术可以增强一部分医疗服务的灵活性,减小老百姓舍近求远、异地诊疗的可能性,从而减少他们在看病就医过程中的不必要开销。这一点与数智技术对远程医疗的赋能是息息相关的。当更大范围、包含更多功能的远程医疗逐步实现并日臻成熟时,位于偏远和交通不便地区的老百姓在家门口就可以接受到高质量的医疗服务,从而不再需要长途跋涉前往省会城市或一线城市的三甲医院看病就医。相应地,那些以往异地就医所需要承担的一系列间接成本,包括异地就医所需担负的额外自付开支、误工成本、交通成本、住宿成本等都能被有效节省。而随着远程医疗等技术的进一步发展,也可以预期医疗服务的间接成本会进一步降低,而医疗服务的整体可负担性将大大提高。

第四节　数智技术与医疗服务便利性

正如在第二章中所介绍的，看病的一大难点在于就医流程之复杂。烦琐的看病就医流程给广大人民群众带来了不可忽视的经济负担和心理负担，有可能会影响人民群众的生活质量，并进而阻碍共同富裕目标的实现。令人欣慰的是，数智技术通过其所具备的自动化和增强化的功能，可以实现对医疗服务流程的优化处理，极大地提高医疗服务的效率。

首先，数智技术使相当数量的医疗步骤或环节在线化。相信很多读者对这一点已经有过亲身的体验。确实，在过去短短几年的时间里，随着互联网技术突飞猛进的发展，特别是随着智能手机的普及，看病就医流程中包括挂号、缴费、报销等以往需要花很多时间排队才能完成的步骤或环节都能通过在线的方式实现。以挂号为例，如今人们在看病之前通过手机就可以完成挂号。另外，以往“一号难求”的专家号也在挂号系统的不断改进完善下变得不那么难挂到了。挂号电子化给广大人民群众带来的便利就是可以在线上挂号之后按照预约的时间直接前往医院的相应科室，很多时候也能直接免去或大大缩短候诊时间。再如，以往老百姓到医院体检后，还需要再跑一次医院领取体检报告，而事实上很多人并不需要纸质版的体检报告，电子体检报告的在线下载功能就能够节省许多体检者的宝贵时间。诸如在线挂号、电子体检报告在线获取这样的功能在当今的医疗服务中已经非常普遍，与此同时也有更多的就医流程或环节被逐步电子化、在线化，这势必将为广大患者带来更多的便利。

其次，数智技术使相当数量的线下医疗步骤或环节简单化。正如本书在第二章中分析时所提到的，看病之繁很多时候在于患者及其家属需要辗转于医院的各个科室，完成一项一项必要的步骤。而在医疗服务的全过程中，诸如挂号、缴费等能够在线实现的步骤或环节毕竟还是少数，有很多必要的步骤或环节还需要患者亲自前往医院完成。针对这一部分步骤或环节，数智技术同样可以发挥其优势将它们简单化。例如，传统的就医流程当中往往包含了一段体验感较差的流程，即"就诊—检查—再就诊"。这一流程的体验之差在于患者在放射科检查之后还需要在放射科门外等待检查结果出来才能再次回到诊室问诊，这个等待过程往往会由于环境嘈杂、人为出错等而令患者及家属感到焦躁。如今，很多医院都实现了院内信息系统的互联互通，患者在进行放射检查之后只需在诊室区域耐心等待结果，结果出来之后会以大屏幕提示或短信提醒的方式通知患者，患者此时再前往诊室问诊，医生也可以在操作平台上直接获取患者的放射检查报告进行分析判断。这一流程在数智化技术的赋能下被大大简化，在为患者节省了宝贵就医时间的同时，也显著改善了患者的就医体验。而诸如此类的流程简化如今正在越来越多的医院得到实施，有助于提高医疗服务的便利性。

第五节　数智技术与医疗服务有效性

本书在第二章中提到，影响医疗服务效果好坏的一个核心因素是医护人员的工作效能。而读者们也能看到，有很大一部分医护人员在工作压力大、工作强度高、消极反馈多和积极反馈少等因素的共同作用下出现了工作倦怠的问题，不仅在身体和情绪上出现耗竭的状态，而且对职业及其意义也产生了怀疑，这也就不可避免地会降低工作效能，影响医疗服务的效果。那么数智技术如何通过提高医护人员的工作效能来增强医疗服务的有效性呢？本书认为回答这一问题可以从数智技术对医护人员的操作辅助和技能增强这两个角度来分析。

首先，从操作辅助的角度来说，数智技术中的一部分自动化技术可以完全替代医护人员日常工作中的许多操作步骤。以检验科医护人员的工作为例，以往采血化验基本上需要医护人员亲身参与。给一位病人采血的流程可能需要5分钟，而每天前来采血化验的病人可能会有上百名，这对采血的医护人员来说就是非常大的工作量和负担。而如今在一些数智医疗方面非常先进的医院里，自动采血化验机器人已经被投入使用，可以完全替代以往的人力操作，而且在检验的准确性上完全不存在任何问题，从而在采血化验这个环节大大解放了医护人员。再如，当今许多医院的护理人员已经人手一台智能护理设备，借助这台手持设备可实现对病人生命体征等许多状态的实时监测，这使护理人员不再像以往一样需要不断地穿梭于各个病房检查确认病人的身体状态，从而大大节省了时间和体力。而当智能设备将这些护理人员从单调乏味的工作中解放出来之后，他们便拥有了更多的时间和精力为患者提供更高质量的医护服务，也相应地更容易获得来自患者的认可和鼓励，这对于工作意义感和满足感的提高具有重要的意义。

其次，从技能增强的角度来说，数智技术中的一部分智能化技术可以实现对部分医护人员的技能增强。例如，在一些采用了智能辅助决策系统的科室，医生在为患者诊断开药的时候，借助系统当中内嵌的知识图谱便可以快捷地获取相应疾病所对应的完整信息，包括其在以往的诊断中针对相似病情所做出的处置决策以及其他的治疗方案。这种智能辅助决策系统增强了医生在判断决策方面的能力，使其能够更加快捷、准确地进行决策，也大大节省了在此工作上的时间和精力投入，提高了工作效率。再如，一些人工智能技术已经被广泛应用于医学影像分析当中。依托强大的深度学习和神经网络技术，人工智能已经可以“自动阅片”并快速筛查包括肺结节、乳腺结节等在内的疾病，为放射科医师进行诊断提供了有力的辅助，使其如虎添翼般实现了工作技能的进一步增强，工作效率以及质量在人工智能和人类智能的互相增强下得到了大大提高。毫无疑问，当医护人员的工作效能得到增强时，医疗服务的有效性也就自然而然会得到增强。

第六节　数智技术与医疗服务安全性

正如本书在第二章中所指出的，医疗方面的风险有可能会给包括患者在内的很多医疗过程参与者造成沉重的负担，严重影响人们的生活，是医疗共富道路上不可小觑的一个重要障碍。经过本书的分析，读者也可以清晰地看出，医疗服务安全性的提高需要医院在安全管理方面采取切实有效的举措。其实，在长期的实践过程中，不少医院都已经建立健全了完整的医疗安全管理制度或体系，但是这些管理制度或体系的有效性还需要进一步提高。本书研究团队认为，数智技术给医院的安全管理也带来了一些新思路和新方法。

首先，从防范医疗差错或事故这个方面来说，数智技术当中以物联网为代表的一系列技术可以在传统的人员管控流程的基础上增加数字系统对作业流程的管控。以手术操作前后的物品清点这个环节为例，如果只是依靠人的操作，或者是依赖表单填写之类的操作，在人为操作过程中难免会出现一些差错，从而增大出现医疗风险的概率。然而借助物联网技术，特别是以射频识别芯片等为代表的一些传感器技术，就可以实现对重要物品的自动清点和管理，使这一环节的管控可以通过系统加以实现。除了物联网技术，包括新一代数据库技术在内的数智技术也能够极大地增强医院对医护人员资质的管理，确保医疗操作由具备相应医疗资质的人员来进行，防范医疗资质不符导致的医疗差错或事故。再如，医院的医疗安全事故预防体系会特别强调对医疗记录的核验检查，以确保病历和医生开出的药方是准确无误的。以往这项核验工作需要人工审核，而受人力资源的约束，很多医院往往只抽取一定比例的病历和药方进行核验，这不可避免地增大了出差错的概率。现如今，很多医院的质检部门纷纷采用了人工智能审核病历药方的系统，能够快速准确地识别当日院内所开病历和药方中的差错，并及时报错处理。在医疗安全管理中采用数智技术在很大程度上使医院在人工管控的基础上增加了系统或机器管控，有助于最大限度降低出现人为差错的概率，从而增强医疗服务的安全性。

其次，从医疗差错或事故的应急管理以及事后整改这个方面来说，以医疗信息系统为代表的数智技术可以实现应急管理或事后整改方案的全部在线化。当医疗差错、医疗事故、医疗不良事件等发生时，相关的医护人员可以借助掌上信息系统在第一时间将信息汇集上报，系统也将在第一时间迅速响应并启动流程，医院的管理人员也就能够在第一时间迅速了解具体情况，并及时启动应急预案，快速处置已发生的问题。与此同时，医院也可以针对差错、事故或不良事件所反映出的问题在信息上报流程的基础上嵌入相应的整改流程，并通过系统将整改流程与相应的科室及责任人匹配，从而实现有效的责任分配和闭环管理。除此之外，信息系统的另一个强大之处在于其对所有重要信息、过程、资料的完整记录和保存，有助于实现对问题的回溯管理，从而强化整改落实方案中所涉及责任人的责任意识。总的来说，以信息系统为代表的数智技术能够提高医院的管理有效性，进而有助于医院增强其医疗服务的安全性。

本书研究团队在第一章对共同富裕在医疗健康领域的内涵进行了详细的介绍，指出了实现医疗共富需要推动医疗服务的普惠共享。在第二章中，本书指出了医疗健康领域实现共同富裕目标所面临的主要挑战，围绕着优质医疗资源的配置、医疗服务的可负担性、医疗服务的便利便捷、医护人员的工作效能、医疗服务的质量安全这五个方面对挑战进行了详细介绍。在此基础上，本书第三章详细阐释了数智医疗的内涵，并一一解释了数智技术如何通过提高或改善医疗服务的可及性、可负担性、便利性、有效性和安全性来促进优质医疗服务的普惠共享，进而助推共同富裕目标的实现。本书的理论框架如图 3-1 所示。

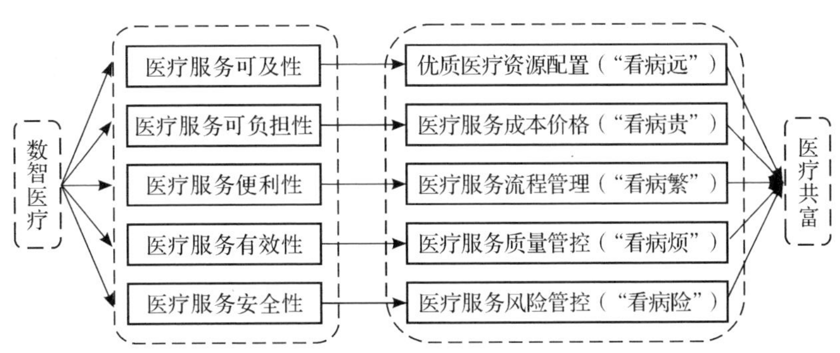

图 3-1　数智医疗技术助推共同富裕的理论框架

在前三章中，本书详细介绍了共同富裕的本质要求以及其在医疗健康领域的具体内涵。同时，本书也从理论层面梳理了数智医疗技术助推共同富裕战略实现的五条路径，即提高或增强医疗服务的可及性、可负担性、便利性、有效性、安全性。前三章可以看作本书的理论部分，而接下来的第四章至第八章是本书的实践案例部分。在接下来的五章中，本书将围绕数智医疗技术助推医疗共富这一主题，基于本书在前三章中已经梳理出的数智医疗助推共同富裕的五条路径，一一介绍并详细分析一系列已经应用于实践的有关数智医疗的真实案例，从而更具体、更直观地呈现各类先进的数智医疗技术对于推进医疗健康领域共同富裕实现的重要意义。

接下来五章所收录的所有案例均来自浙江大学医学院附属第四医院（简称浙大四院）。本书研究团队之所以选择浙大四院作为本书的调研对象和素材来源，主要是基于以下三个方面的考虑①。

第一，浙大四院是一所为推进医疗共富而专门成立的医院。2009 年 3 月，中共中央、国务院向社会公布了《关于深化医药卫生体制改革的意见》②。该意见提出了“有效减轻居民就医费用负担，切实缓解‘看病难、看病贵’问题”的近期目标，以及“建立健全覆盖城乡居民的基本医疗卫生制度，为群众提供安全、有效、方便、价廉的医疗卫生服务”的长远目标。在这一背景下，浙大四院应运而生。在浙江省委、省政府的支持下，浙江大学与义乌市倾力合作，迈出了国内首家“双一流”大学异地建设附属医

---

① 浙江大学. 在“世界中心”呼唤爱——浙江大学医学院附属第四医院服务健康中国建设纪实[EB/OL].（2021-07-02）[2022-03-01]. https://www.zju.edu.cn/2021/0702/c62081a2401105/page.htm.

② 中国政府网. 中共中央、国务院关于深化医药卫生体制改革的意见[EB/OL].（2009-04-07）[2022-03-01]. http://www.mof.gov.cn/zhuantihuigu/shenhuayiyaoweishengtizhigaige/zhengce fabuyiyaogaige/200904/t20090407_130316.htm.

院的创新步伐。2014 年 10 月 31 日，浙大四院这家按照三甲高标准建设的省级医院在义乌正式开业运行。通过在异地建设附属医院，浙江大学集合了已有六家附属医院的顶尖学科的高级医疗卫生人才，选派了 200 多名附属医院名医专家进行“科对科援建”①，将最优质的省级医疗资源送到了浙江中部地区的最基层，送到了百姓家门口，切实践行“医疗卫生工作重心下移、医疗卫生资源下沉”②。

第二，浙大四院是一所发展非常快且实力非常雄厚的医院。建院之初，浙大四院就将办院理念当中的“标准化”牢牢锁定为“三甲”标准，并严格以此进行规划发展。建院以来，浙大四院吸引了包括中国科学院院士、国家杰出青年科学基金获得者、求是特聘医师等国家级高层次人才共 10 人，引进了 200 多名高级职称员工，并将医师队伍中拥有硕博学位的人员比例提升到了 83%。通过多年的快速发展，医院的体量逐渐壮大，在区域内的知名度和美誉度也大大提升。仅 2021 年，医院的门诊量就达到了 185 万人次，出院量达到 6.27 万人次，手术量达到 2.45 万台，平均住院日达 5.69 天。2022 年 1 月，经过广大干部职工七年的努力，浙大四院正式通过了浙江省第四周期综合医院等级评审，被确定为“三级甲等综合医院”，2020 年度三级公立医院绩效考核为 A + 等级，全国排名上升至第 80 位，从而进一步跃升为浙江省中西部地区的医疗高地。

第三，浙大四院是一所在数字化建设方面成绩斐然的医院。建院之初，浙大四院就将医院的数字化改革作为推进医院建设发展的战略性举

① 服务国家战略　建设“三院一体”高品质国际医学中心[J]. 中国医院管理，2022(2)：2-3.

② 汪晓东，张炜，赵梦阳. 为中华民族伟大复兴打下坚实健康基础——习近平总书记关于健康中国重要论述综述[N]. 人民日报，2021-08-08(1).

措。2015 年，全国医院数字化建设的专家周庆利来到浙大四院任副院长，将大量前沿的技术与经验带进了医院，并大力推动了医院的数字化改革。他牵头主编的《医疗机构智慧建筑数字化应用标准》(T/NAHIEM 32—2021)成为业界的国家级标准。近年来，浙大四院充分利用以人工智能、大数据、5G 高速互联网、物联网等为代表的一批先进科学技术在医疗卫生领域的潜在优势，大力推动了多项在国内甚至国际领先的数智医疗创新技术，包括移动数字医院、自主开单系统、自动采血机器人、5G 医疗无人机运输系统等，极大提高了医疗效率，同时也提高了广大就医者的满意度。2021 年 7 月，浙大四院被评选为“国家医疗健康信息互联互通五乙医院”，成为浙江省首家获此殊荣的医院；2022 年 6 月，浙大四院被评为“国家电子病历系统应用水平分级评价五级”，成为浙江省仅有的信息化水平达到“双五”的医院。这些殊荣的获得，是对浙大四院在数字化建设方面取得的卓越成绩的认可。

正是基于以上这三个方面的原因，结合本书“数智医疗与共同富裕”的主题，本书研究团队选择聚焦浙大四院这一在数智医疗和共同富裕两个方面均具有代表性的卓越样本，并从其建设数智医院的实践中采集了一系列典型案例。接下来，本书将从五个方面对这些典型案例进行详细介绍和分析。

第四章

数智技术提高医疗服务可及性

第一节　案例背景

正如本书在第三章中所介绍的，数智技术对医疗服务可及性的赋能增强主要体现在其对远程医疗技术的促进以及对部分医疗过程的智能化实现。建院十余年来，浙大四院在推进医疗服务的远程化、移动化以及区域医疗共同体的建设方面采取了许多卓有成效的创新化举措，大大促进了优质医疗资源在偏远欠发达地区以及农村地区的下沉，使这些地区的民众在家门口也能够获得并享受到省级医院的优质医疗服务。本书研究团队在浙大四院许许多多的创新性实践当中甄选了五个运用数智技术提高医疗服务可及性的典型案例。接下来，本书将对这五个案例进行介绍。

第二节　案例介绍

【案例 4-1】　新一代移动数字医院

2021 年 1 月 23 日，一辆配备了 B 超、CT、血常规检测仪和心电图等专业仪器的车载版“迷你医院”在浙大四院正式启用(见图 4-1)。移动数字医院不是一辆简单的体验型医疗车,也不单是各种医疗设备的集成体,它是一辆能与院内各个医疗系统无缝衔接的真正的医院。它能提供微型诊室、远程会诊、移动护理和物流支撑等一系列医疗服务,创新性地为百姓带来了便捷的零距离医疗模式。在“先锋送健康、浙四护万家”义诊行动中,浙大四院的移动数字医院驶进后宅街道,让行动不便的老年人在家门口就能享受到优质的医疗服务。60 岁的张阿姨在检查中发现自己的甲状腺结节有明显增大,医生建议她入院进行穿刺,原本一直有事耽搁没能及时复查的张阿姨这才认识到病情的严重性。

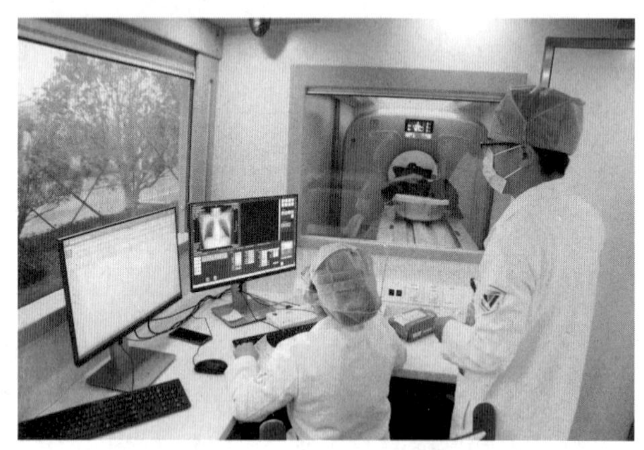

图 4-1　新一代移动数字医院

图片来源:浙江大学医学院附属第四医院

张阿姨的故事并不是个例,在开展免费筛查活动的近四个月时间里,移动数字医院为义乌市及周边县市 19 个镇街 80 余个村落 1 万余名村民送去了“零次跑、送上门”的医疗服务,帮助千余名村民提前发现了甲状腺结节、肺结节、肝脏病变和前列腺肿瘤等，并发现50余名村民急需入院治疗 。在我国，基层民众“看病难、看病贵”是医疗领域一个存在已久的弊病。尤其是对于偏远地区的民众而言，乡镇医疗技术力量薄弱，而去往发达城市求医的路途遥远，大医院里的人络绎不绝，挂号、取药、候诊排长队的现象屡见不鲜。移动数字医院的建设突破了地域限制，并促进浙大四院优质医疗资源的下沉，其可移动、可预约、全天候的服务特色，有助于改善人们“看病难、看病贵”的现状，使人们在医院内和医院外都能享受到同样高质量的医疗服务，并增强全民健康管理意识，满足全民健康需求。

移动数字医院利用5G网络、VPN(虚拟专用网络)隧道技术和VDI(虚拟桌面基础架构)等，实现了从预约、诊断、跟进治疗到定期随访的医疗服务全流程管理。移动数字医院以患者为中心，以优化就医流程为引导，首先在微信服务号中增设“移动医院”服务入口，患者在手机上就能完成建档预约、信息采集和预问诊等操作，在随车便携式自助终端上能实现报告打印和医保缴费等线下功能。病患如需到医院进行进一步诊疗或复诊，院内的自助设备将自动感应其数据，为患者推荐挂号科室并将相应数据同步传输至医生的操作界面。这不仅对窗口住院办理人流进行了有效分流，减少患者的等待时间，提高了患者满意度；还能够有效实现诊前诊中诊后的一体化目标，为患者的治疗提供及时且准确的信息比对和技术支持。

当病患在移动车辆上完成了CT和心电图等快速检查项目之后，除了现场读取检查影像，移动数字医院还会将病患的所有数据实时传输至医院的大数据平台，实现院内专家同步阅片并完成结果解读及反馈。移动数字医院解除了就医空间、交通、设备等诸多方面的限制，在大大缩短了患者的就医距离和诊疗时间的同时，也保证了诊疗质量①。此外，移动数字医院还配置了多种可穿戴式智能检测设备，如心电贴和智能手环等。患者可佩戴设备正常工作和生活，动态心电图和心电遥测等项目的数据可无线传输至移动数字医院，为患者提供长期动态监测（见图 4-2）。

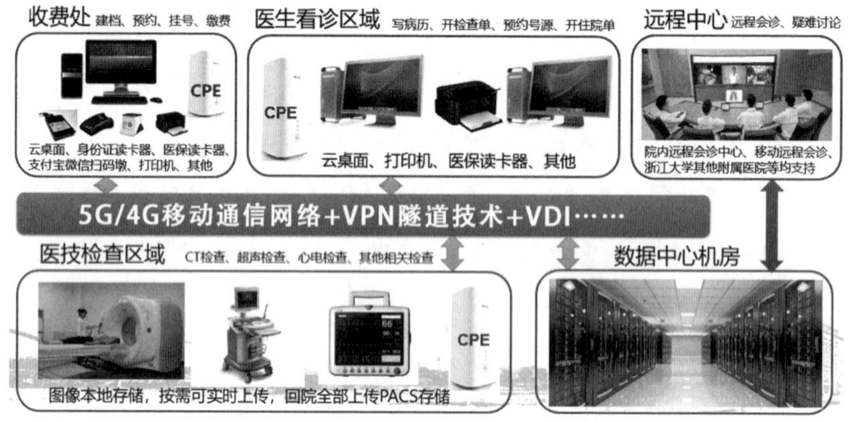

图 4-2　新一代移动数字医院运行原理

图片来源：浙江大学医学院附属第四医院

移动数字医院还将医疗服务的前端延伸到基层社区，集成基层医疗的数据，建立人群专病队列及随访管理，为区域专病防治提供科学依据，有针对性地围绕甲状腺癌、乳腺癌和肺癌等恶性肿瘤的早期筛查以及高血压、糖尿病等慢性疾病开展健康管理服务，一定程度上填补了优质医疗资源在基层医疗中的空缺。此外，移动数字医院还

① 徐书贤. 王凯：高质高速打造浙中西医学高地［J］. 中国医院院长，2021（13）：48-49.

可以提供单位体检服务。例如，在移动数字医院启用当天，赤岸镇吉利小镇近两百名职工就通过移动数字医院享受到了“肺结节·甲状腺·前列腺”两腺一结节的义诊活动。吉利小镇车间的王师傅，因为工作地点与医院的距离较远，很少去医院对自己的肺结节进行复诊。在义诊活动当天，王师傅在移动数字医院拿到导诊单，按照预约顺序在分诊区等待，并依次完成了问诊、开单、CT 检查和复诊。王师傅感叹：“感觉和在医院检查一样，流程很正规，连所有单子都和医院是一样的，这样的义诊服务太棒了！”①

当患者出现有严格抢救时间窗的疾病时，移动数字医院将根据急救中心的指令，第一时间前往患者所在地，在急救途中与社区卫生服务中心的救护车共同救治患者，完成 CT 扫描和血样采集等检测项目并将数据传输至院内各救治系统。让医院在等待病患到达时提前做好医疗团队组建及待命、医疗设备调试等前期准备工作，用最高的效率和最齐全的准备来应对病患的救治工作。与此同时，移动数字医院还可以运用无人机实现标本和药品在医共体院区间的转移和配送，突破人力和交通状况等方面的限制，帮助医院更好地完成救治任务。

浙大四院院长王凯表示：“肿瘤的防治重在早发现、早诊断、早治疗，如肺癌、甲状腺癌及前列腺癌等疾病虽然发病率高，其实通过 CT、B 超等检查就能早期发现，如果能够及时干预，就能避免不可挽回的后果和损失。”浙大四院创建移动数字医院的初心就是提高医疗的可及性，提高民众的健康管理意识并为他们带来触手可及的医疗服务。

---

① 金南星. 浙大四院 5G“移动数字医院”启用[N]. 义乌商报, 2021-01-27(3).

移动数字医院自使用以来，它很好地践行着自己的使命，预计每月可为4000余位民众提供服务，免费筛查肺结节以及前列腺、甲状腺、乳腺等部位肿瘤。截至2021年9月，移动数字医院已走进义乌市及周边县市的28个镇街，累计服务1.5万人次，其中有304例高危结节，64位病患已接受手术治疗。作为医疗数字化改革的“急先锋”，移动数字医院打破了下基层义诊的传统模式，实现了检查信息互联互通，开创了基层义诊服务、院前接驳急救、专病筛查和团体健康体检新医疗模式实践等，极大地提高了医疗服务效率，为民众带来了更为便捷的零距离医疗模式，真正实现“让患者不跑腿，让服务送上门”。①

【案例4-2】 医共体移动医生工作站

浙大四院的陈医生发现一位患者的心电图有问题，拿捏不准病情及病因的她立即通过手机钉钉向心血管内科的夏主任发送了该患者之前的就医记录以及最新的心电图检查结果。而在夏主任的手机上，出现了医共体院区“会诊申请单”的弹窗。通过分析，夏主任认为患者有可能患有心肌缺血，她立马在会诊界面上传了自己的诊断意见，并建议将该患者转到总院进行复查。很快，社区医生通过医共体绿色通道，帮助该患者完成了转诊预约。夏主任说：“以前会诊，一般是通过微信或者电话，这会造成医生对患者病史了解不全、检验结果查看不全、诊断意见不够全面等，而钉钉的功能让医生能清楚地了解在基层的患者情况，这样的远程会诊更加精准、质量更高。”②现在她

---

① 浙江新闻网. 医疗数字化改革“急先锋”：“移动数字医院”送医到家门口［EB/OL］.（2021-03-31）［2022-03-01］. https://zj.zjol.com.cn/news.html?id=1642614.

② 浙江新闻网. 手机钉一下就能专家会诊 浙大四院“数字医共体”来了［EB/OL］.（2020-06-11）［2022-03-01］. https://zj.zjol.com.cn/news/1464599.html.

每周都能接到一到两次钉钉会诊申请 。

这种高效便捷的线上诊疗模式,得益于浙大四院医共体移动医生工作站(见图 4-3)的建设。医共体移动医生工作站采用数据和应用分离式构架,能够基于业务快速定制数据应用,在数据架构时囊括了门诊数据、住院数据和医技数据三大维度,最大化还原了门诊、住院的全流程和必要的影像手段,并支持手机端、电脑端等多种跨平台的展现方式。在实际应用中,医共体移动医生工作站基于同步在线的医患数据,突破以往只能在医院电脑上操作医嘱、完成诊断的局限,手机替代了远程会诊中心,在医共体各家医院内部的医生工作站同步数据,使医生能够将查房、会诊、转诊和远程诊疗等工作转移到手机上,在线开具医嘱和处方等。医共体移动医生工作站把人民对美好生活的向往作为目标导向,不仅极大地提升了医共体内部的分级诊疗程度,实现人财物一体化管理和业务的高度协同,还为患者提供更加方便且优质的线上诊疗服务。

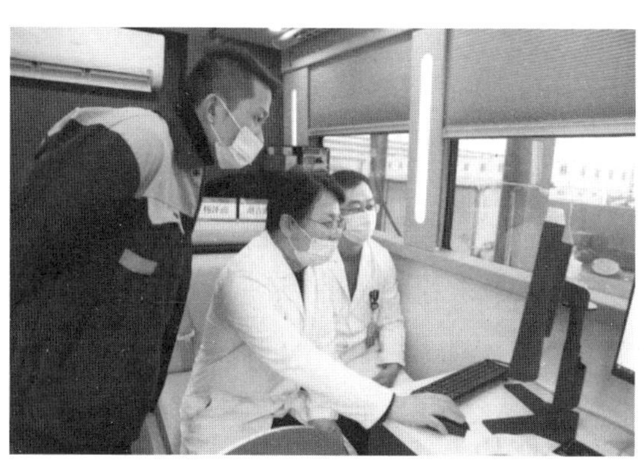

图 4-3　移动医生工作站

图片来源:浙江大学医学院附属第四医院

具体来说，医共体移动医生工作站首先实现了医生对患者资料的随时调阅。移动医生工作站与院内的医生工作站系统同步，将患者病历信息全部实时更新至手机端和电脑端（时差在15分钟以内）。医生可以随时随地在钉钉中通过“智慧医生”的功能调阅医共体各院区的在院或门诊患者的历史就诊记录、医嘱信息、病程记录、手术记录、护理记录和一般项目（患者姓名、年龄、性别、病房、床号和住院号）等实时信息，同时可以在线查询检验报告，关注检验中的异常指标，并通过折线图等方式查看患者体温、脉搏、体重、呼吸和血压血糖等生命体征的变化趋势，帮助医生在各种场合都能快速且清晰地全方位了解病人。

其次，医共体移动医生工作站还具有管理病人的功能。医生可以在移动医生工作站中点击“我的病人”查看自己经管病人的情况，也可以根据科室、日期、类型和床号等方式筛选病人。同时移动医生工作站还具备检验、检查和术后标记的提醒功能。医生可点击病人名字下方的红色标记查看病人的临床诊断与处方列表，同步获取最新的影像及检验报告，这大大提升了数据的准确性和时效性，减轻了医生的管理及记忆负担。

最后，医共体移动医生工作站有助于实现远程任务协同。手机钉钉作为浙大四院医共体院区医生之间最流行的“会诊助手”，当有发起会诊的需求时，医生只要用手机钉钉“钉一下”①，就能够一键发起科室内部、跨科室、跨院区的远程会诊，共享患者就医的医疗信息，

① 浙江新闻网．手机钉一下就能专家会诊　浙大四院“数字医共体”来了［EB/OL］．（2020-06-11）［2022-03-01］．https://zj.zjol.com.cn/news/1464599.html.

进行音视频通信，书写并传递报告，还可以随时查看会诊状态。此外，针对纸质病历难携带、查房工作烦琐、信息查询耗费时间、配药时间滞后和服务响应不及时等传统查房的痛点，医生可以通过手机或平板查询并调阅患者的基本信息和各项检查结果，当医生因为各种原因外出时，还可在院内医护人员的帮助下，通过语音或视频等方式实现远程查房。

浙大四院医共体内部陆续建立了心电诊断中心、区域检验中心、影像诊断中心以及超声诊断中心等共享中心，实现远程会诊、疑难病例讨论、精确转诊和重复检查提醒等应用的常态化和经济化，赋予了医生在线执业的无数可能。浙大四院副院长徐志豪曾表示，"医共体信息化建设是医共体建设的重头戏，是实现提质增效的关键，打造浙大四院数字医共体，有助于建立医共体内信息集成平台，实现医共体间数据高度共享，大大提高内部的工作和管理效率"①。

此外，医共体移动医生工作站将充分发挥带头医院的技术支撑作用，在以人民健康为中心的方向上激励和引导医疗共同体中的各方共同努力。在医疗资源配置和公共卫生服务方面向基层倾斜，完善医疗服务体系，合理调整就医格局，提高社区卫生服务中心的服务效率及水平，逐步实现"基层首诊、双向转诊、急慢分治、上下联动"的分级诊疗模式。患者只需要在基层做检查，总院专家可以在线读片并出具诊断报告；即便遇到复杂的病情，总院专家也能够通过线上会诊的方式对患者的诊疗过程进行协助，从而提升医疗资源的利用率

① 浙江新闻网. 手机钉一下就能专家会诊　浙大四院"数字医共体"来了[EB/OL].（2020-06-11）[2022-03-01]. https://zj.zjol.com.cn/news/1464599.html.

及医疗服务的可及性，在县域内就能满足民众的医疗服务需求，实现“制度强、服务强”“人民健康水平高、对医改满意度高”的“两强两高”目标，为建立中国特色基本医疗卫生制度作出浙江贡献①。

【案例 4-3】 远程医疗协作平台

2021 年，国家卫生健康委办公厅印发《“千县工程”县医院综合能力提升工作方案（2021—2025 年）》，方案指出，为实现“推动省市优质医疗资源向县域下沉，结合县医院提标扩能工程，补齐县医院医疗服务和管理能力短板，逐步实现县域内医疗资源整合共享，有效落实县医院在县域医疗服务体系中的龙头作用和城乡医疗服务体系中的桥梁纽带作用”的工作目标，各地要不断改善医疗服务，推广多学科诊疗模式，开展个性化的诊疗服务②。

多学科诊疗模式（multi-disciplinary treatment，MDT）指的是以病人为中心，围绕具体病例组织多学科的多位专家进行讨论，在综合各学科意见的基础上，为病人制定出个体化的治疗方案（见图 4-4）。对于患者而言，多学科诊疗模式无疑将增加治疗方案可选择性，改善就诊效率，缩短诊疗时间，最大限度地减少误诊误治，在提高患者满意度的同时，也提高了医疗资源的利用率。在英国、美国和法国等国家，多学科诊疗模式已是医疗体系中的重要组成部分，尤其在诊治肿瘤患者的过程中，已形成完善的多学科诊疗模式诊疗指南。2010 年，

---

① 新蓝网. 袁家军在全省医改工作电视电话会议上强调全力推进“六医”统筹 加快实现“两强两高”［EB/OL］.（2017-08-24）［2022-03-01］. http://www.cztv.com/leaderplay/3385118.html.

② 中国政府网. 国家卫生健康委办公厅关于印发《“千县工程”县医院综合能力提升工作方案（2021—2025 年）》的通知［EB/OL］.（2021-11-04）［2022-03-15］. http://www.gov.cn/zhengce/zhengceku/2021-11/04/content_5648771.htm.

我国也推出了相应的多学科诊疗模式诊疗规范。然而从前期实践效果来看,出现了方案混乱、诊疗过程不流畅和医生诊疗水平参差不齐的低效局面,不仅没有改善患者诊疗体验,患者的存活率、治愈率也没有得到明显提升。

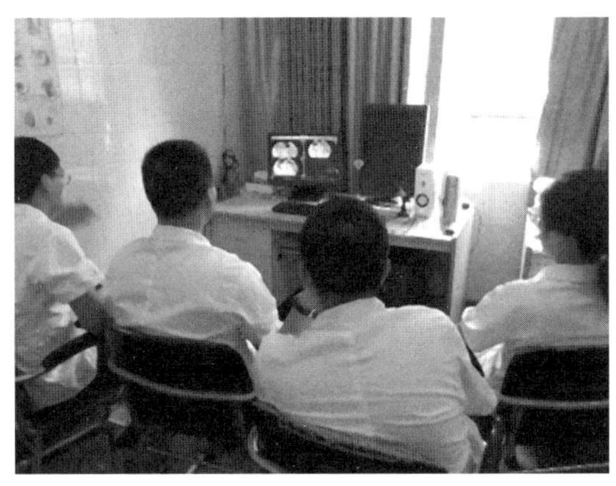

图 4-4　多位专家参与的多学科诊疗模式

图片来源:浙江大学医学院附属第四医院

在这一背景下,浙大四院建设了远程多学科协作平台。这一平台基于院内现有基础设施和患者的多学科临床材料,将多学科协同诊断作为诊疗模式,实现了跨学科、多专家、一体化、易拓展的多学科远程会诊业务,成为一个“五位一体”(医疗、教育、科研、管理和预防)的区域多方医疗协同体系。远程多学科协作平台由多学科专家团队、医护人员、培训团队和远程业务管理团队组成,他们借助先进的网络技术,在区域卫生信息平台和医院信息平台上集成患者的临床信息全景视图,围绕多学科诊疗模式的应用场景,实现临床大数据的快速调取及阅读。具体来说,浙大四院的远程多学科协作平台具备以下五个主要功能。

第一，针对疑难危重症疾病患者，开展远程的多学科协同会诊。第二，当医技诊断医生无法就患者的影像检查资料给出明确的诊断意见时，浙大四院医生将基于影像源文件进行会诊，并给出清晰的诊断意见。第三，当医技诊断医生无法就患者的心电数据给出明确的诊断意见时，浙大四院医生将基于动静态心电数据进行会诊，并给出清晰的诊断意见。第四，当医技诊断医生无法就患者的病理切片给出明确的诊断意见时，浙大四院医生将基于数字病理切片进行会诊，并给出清晰的诊断意见。第五，远程多学科协作平台还能够为基层医生提供远程医疗教育，通过语音、视频和课件等方式对基层医生进行培训和技术指导，从而提升基层医疗服务机构的服务能力、服务效率及服务水平。

远程多学科协作平台起到了一种"知识众筹"的效果，缩短了各学科专家之间的空间距离，将他们聚集在一起，为有危重疑难症的患者制定规范化、精准化、个体化的综合治疗方案，真正地、切实地实现了造福于民。来自黑龙江的马阿姨就是浙大四院远程多学科协作平台的受益者之一。患有腹膜后恶性巨大嗜铬细胞瘤的马阿姨在经过浙大四院泌尿外科专家的初步诊断后就及时地被收治入院。当时泌尿外科的郑一春、张诚两位专家面对着一个巨大的难题：马阿姨身上巨大的肿瘤无时无刻不在威胁着她的生命，如不及时摘除，后续还可能引起脑出血等意外情况。然而，嗜铬细胞瘤手术是泌尿外科难度系数最大的术种之一，无论是手术还是麻醉，难度都极大，有极大的风险，如果强行摘除，有可能在术中导致马阿姨出现低血压、低血糖甚至休克的症状。为挽救马阿姨的生命，浙大四院启动多学科诊疗模式，泌尿外科连同普外科、麻醉科、血管外科等组织会诊讨论，各学科的十余名专家共同制定了完善的术前准备方案、手术方案及术中应急预案。手术当天，除了浙大四院的多位专家，S医院的专家也受邀来为马阿姨的生命安全保驾护航。最终手术顺利结束，马阿姨术后第二天就转回普通病房了。

这样的例子还有很多，无论是在浙大四院完成血友病患者双膝关节置换手术的小曾，还是患有局部直肠癌晚期的张先生，或是患有再生障碍性贫血却孕育了一个健康宝宝的何女士，他们都在浙大四院享受了远程多学科协作平台所带来的福利。远程多学科协作平台采用的"单病种、多学科"的诊疗方式，突破了时间和空间的限制，依托优质医疗资源形成区域医疗中心，已在院内组建肿瘤会诊团队和心脑血管会诊团队等多学科团队集中力量为有疑难危重症的患者提供具有针对性的个性化诊疗方案，大大降低了误诊率并提升了患者的治愈率。与此同时，浙大四院深入服务基层，下沉优质医疗资源，使民众在家门口就能享受各学科顶尖专家的"高精尖"诊疗服务，让患者通过社区服务中心就可获得上级医院专家的远程会诊，拉近了患者与优质医疗资源之间的距离，提升了优质医疗服务的可及性。通过远程医疗技术和多学科知识相结合的方式，在真正意义上实现了智慧医疗改变未来、造福百姓。

【案例4-4】　院前紧急救援服务

院前急救是由具有运输工具、通信器材和医疗基本要素的专业急救机构，在到达医院前对急危重症病人所实施的现场抢救和途中监护的医疗活动。院前急救体系是城市医疗卫生体系和公共安全应急保障体系的重要组成部分，事关城市安全与民生福祉，承担突发公共事件救援、民众日常急救和重大活动保障等职责。2021 年，浙江省卫生健康委等九部门发布《浙江省进一步提升院前医疗急救服务能力实施方案》，该方案强调院前医疗急救服务能力的重要性，要求以习近平新时代中国特色社会主义思想为指导，按照“重要窗口”要求，以满足人民群众需求为目标，坚持统筹规划、平战结合、整合资源、合理配置、提高效能的原则，大力推进全省院前医疗急救网络建设，加强院前医疗急救人才队伍建设，提升院前医疗急救服务能力，建成布局合理、功能完善、管理规范、机制健全、运转高效、保障有力的院前医疗急救服务体系①。其中，加强院前医疗急救信息化建设是提升院前医疗急救服务能力十分重要的一环。

该实施方案提出，一是提升院前医疗急救智慧化水平。建设省级院前医疗急救数智一体化信息系统，提高院前医疗急救系统监测预警水平。二是加强院前医疗急救科学调度水平。提升院前医疗急救指挥调度平台信息化、智能化水平，为急救患者提供更合理的调派、转运、交接方案。三是提升院前医疗急救服务质量。各地要进一步制定完善院前医疗急救相关规章制度、急救标准、流程和质控考核指标等，通过信息化重构质控评价体系，提高管理水平，不断提升院前医疗急救服务质量。要加强业务培训管理，不断提高服务处置能

① 浙江省卫生健康委，等. 浙江省卫生健康委等 9 部门关于印发《浙江省进一步提升院前医疗急救服务能力实施方案》的通知[EB/OL]．（2021-04-06）[2022-03-01]．http://zdygb.zju.edu.cn/2021/0407/c34028a2276765/page.htm.

力。四是完善院前院内急救衔接机制。充分运用5G技术，与浙江“健康云”医疗健康大数据有效衔接，推动院前医疗急救与院内医疗信息连接贯通，实现院前院内生命体征数据的无缝传输。

在这一背景下，为了加强院前医疗急救信息化建设，提升院前紧急救援服务，浙大四院分别在急救车医疗装备的配置以及实现救护车与院内信息系统互通两个方面做出了努力。首先，工欲善其事，必先利其器，急救车作为一匹随时准备好为救护病人而冲锋陷阵的战马，为满足生命支持、紧急抢救和数据传输需要，必须配备齐全必需的医疗设备及联网设备，包括5G体征监护仪、5G超声机、电子阅片集成、临床检测及床边检测、AR眼镜、5G CPE(客户终端设备)信号收发、综合信息屏、GPS行车记录仪、云视讯摄像头、全景摄像头等，从而满足院外抢救的需要并保证移动医疗的救治水平(见图4-5)。

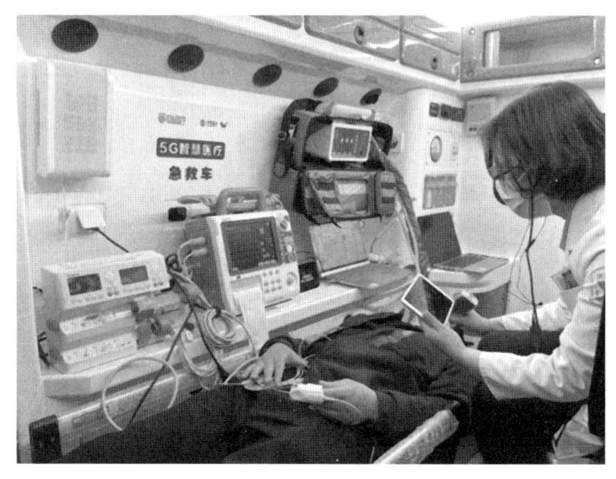

图4-5 院前紧急救援服务

图片来源:浙江大学医学院附属第四医院

其次，正如《浙江省进一步提升院前医疗急救服务能力实施方案》中所要求的，需要进一步完善院前院内急救衔接机制，而打通救护车与院内信息系统则是这一步的关键。例如，心源性猝死抢救的最佳时间是"黄金4分钟"，心肺复苏每延迟1分钟，病人的生存率就下降7%至10%。事实上，"时间就是生命"的真理在任何急救过程中都凸显得淋漓尽致，5G技术的飞速发展则能够帮助我们最高效地利用宝贵的抢救时间。在传统的急救过程中，院前急救和院内诊疗是两个相对独立的系统，急救医生通过手写的病人交接单和急诊科医生完成交接，其中存在流程长和时间久的弊端，很可能会导致错失抢救患者生命的良机。在5G技术的加持下，救护车可以通过车内配置的5G CPE实现与医疗机构互通。具体来说，一个能够与医院的急诊信息系统互联的移动端（平板电脑）专用急诊系统，使原本只能在到达医院后才能进行的各项入院流程通过平板电脑提前实现，能够自动采集患者的各项检测结果和信息并将其上传，如超声影像、生命体征、心电监护和POCT等数据，将这些数据统一归入医院信息系统，其中检查检验项目，如心电图，支持未开医嘱先上传检查结果的功能，支持医嘱开具后，医嘱项目和心电图检查结果的手工关联，目的是支持快速检查检验和数据共享。这样做，能够将救治关口前移，便于急诊医生为患者做好急救部署，为抢救患者提供更多可能，尤其是胸痛患者DtoB时间（door to balloon，从到达医院大门到堵塞血管开通的时间）大大缩短。一旦病人出现了特别危急的情况需要立刻得到治疗，可以通过绿色通道的方式直接将病患从救护车送往手术室。确保患者一上救护车就能完成挂号，实现"上车即入院"，一到医院就可以接受治疗。

与此同时，一线急救医生在紧急情况下可以启动救护车内的远程会诊系统，通过实时数据和图像交互的方式实现一线急救医生与院内专科医生、急救中心上级医生的多方会诊。一方面，急救医生可以更全面地获取患者的相关信息，了解患者的用药史、过敏史和基础性疾病等，从而降低救治措施出现偏差的可能性；另一方面，急救医生还可以在院内专家的远程实时指导下，突破院前"单兵作战"的困局，增强危急重症的现场处置能力，从而提高救治的有效性。

浙大四院通过完善救护车医疗装备配置和利用5G技术实现救护车与院内信息系统互连两个思路，实现上车即入院、数据自动采集和上传以及远程会诊等功能，提高了区域内院前急救的时效性，构建院前院内连续性服务体系，真正满足了老百姓对于紧急救援的迫切要求，保证患者能够得到最可靠和最迅速的救治。浙大四院院前紧急救援服务水平的提高，必将给浙中老百姓带来更多福音。

【案例4-5】　手术远程直播

2019年，《国务院关于实施健康中国行动的意见》指出，健康中国行动是一个系统工程。在政府和个人之外，还要动员更多的社会力量参与健康知识普及工作。全国爱国卫生运动委员会办公室副主任、国家卫生健康委规划信息司司长毛群安指出："鼓励卫生健康行业学会、协会组织专家开展多种形式的、面向公众的健康科普活动和面向机构的培训工作。"①在这一背景下，浙大四院结合当下十分流

① 金振娅. 每个人都是自己健康的第一责任人——解读健康中国行动[N]. 光明日报，2019-07-19(8).

行的直播方式，在2021年12月14日至17日举办了“精刀演绎　卓越浙四”手术科普直播周活动。

在正式直播前，考虑到手术环境的特殊性和手术过程的复杂性，浙大四院需要提前做好详尽的准备工作。首先，需要准备好一台手术专用摄影机，与普通摄影机相比，手术摄影机具备了防尘、高倍光学变焦及易操作等特点，能够清晰地捕捉医生们在手术过程中的精细操作。其次，需要准备好手术专用的直播设备，因为手术直播中将会使用到品类繁多的医学影像设备：各种X射线成像设备（如CT、数字X射线摄影等），内窥镜（如腹腔镜、胃镜、鼻窦镜等），超声成像设备（如A型、彩超等），手术显微镜（如脑外科手术显微镜和眼科手术显微镜等）和核共振成像设备（如MRI等），每个设备都有其各自的图像采集和输出模式，因而手术直播设备需要满足极为严苛的要求。为了实时采集手术时的高清信号，并以最高的效率进行压缩编码和传输，确保观摩人员享受到高质量的直播观看体验，浙大四院开发了一款便携式手术直播工作站，它除了可以同时接入多路高清手术信号，实现专业的画面导播切换，还能够对手术全过程进行高清录像，以便存档与回放（见图4-6）。最后，医院还将根据不同的直播需求，选择通过外科资讯平台（waikezixun. com）提供的直播服务器发布节目或搭建自己的直播发布平台。在完成以上准备工作之后，直播即可顺利开展，用户可以通过电脑端浏览器打开网站页面，通过移动终端、电视终端或投屏的方式观看①。

① CSDN直播社区. 教你如何搭建专业的手术直播平台[EB/OL].（2018-01-30）[2022-03-15]. https://blog. csdn. net/zhiboshequ/article/details/79207595.

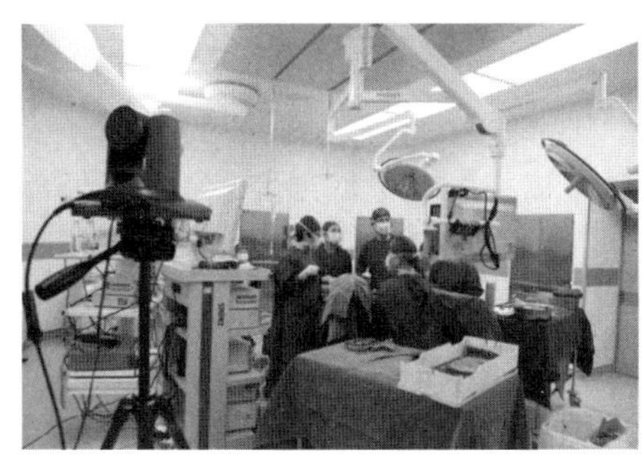

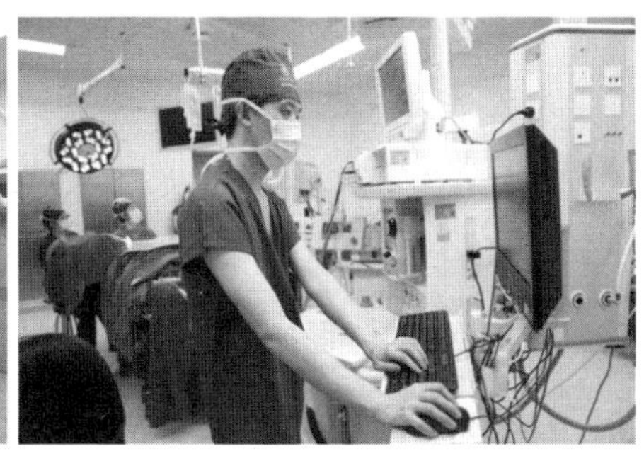

图 4-6　手术远程直播

图片来源:浙江大学医学院附属第四医院

该直播周的内容分为两大板块,分别面向医疗同行和民众开展"手术直播"和"科普直播",累计收看人次超 12 万。其中,"手术直播"板块汇集了浙大四院普外科(肝胆胰外科、大肠外科、血管外科)、骨科、泌尿外科、心胸外科、神经外科、心血管内科、呼吸与危重症医学科、妇产科、皮肤科、肾病科十大科室的 60 余名专家和医护团队,他们应用新技术新方法,呈现了 20 余场高精尖手术,为医疗同仁带来了一场"学术盛宴"。手术远程直播通过其生动而直观的呈现方式让未参与该手术的医生也可以实时观摩,从而积累临床实践的知识和经验。远程直播还支持在手术后对手术录像进行回放,有助于医疗同仁对顶尖专家的手术操作进行深入的学习和精细的琢磨。手术远程直播及回放功能让医生可以更好地合理安排自己的时间,并有效利用碎片化时间主动参与远程学习和互动,这将在很大程度上优化医学资源的配置。此外,浙大四院的手术远程直播平台自建立以来,被广泛地应用于远程手术教学、技术指导和应急手术辅导等方面,医生们可以在直播过程中实现实时交流,就手术中的操作或技术等细节问题进行深入的沟通和讨论，有益于推动医疗规范化理念和先进性技术的下沉。

在“科普直播”板块，直播主题丰富，内容有趣翔实，全面涵盖各个年龄段。“科普直播”由国内知名生殖医学专家、浙大四院徐健教授领衔，生殖医学科、普外科、骨科、心胸外科、大肠外科、血管外科、眼科、整形外科、心血管内科、妇产科、神经外科、口腔科等科室共同参与。民众将有机会与省级专家“面对面”，通过线上的实时互动、答疑解惑，增进自己对于常见病、多发病的诊疗规范和流程的了解。例如，如何消除子宫肌瘤，甲状腺结节如何判断是良性还是恶性，常年腰痛怎么处理，关节疼痛如何治疗，孩子出现“小肠气”怎么办，牙齿不齐一定要戴牙套吗等一系列问题。“科普直播”的方式能够及时地、广泛地将科学、专业的医学知识传达给老百姓，增进他们对于疾病诊疗方式的最新发展的了解，引导他们成为自己健康的第一责任人。

例如，55 岁的吴阿姨曾先后接受肝脏肿瘤切除手术和肝脏肿瘤消融手术。在收到肝脏肿瘤复发且位置非常危险的噩耗时，吴阿姨辗转多地求医，直到看到了浙大四院普外科主任唐喆在直播周中以“肝癌的微创治疗”为题的科普直播，吴阿姨才最终找到唐主任为其进行治疗。在治疗前期，吴阿姨就已明确表示拒绝开刀手术，唐喆根据吴阿姨的病情及自己的专业所长，最终决定采用纳米刀技术为吴阿姨消除肿瘤。在普外科与麻醉科等科室的密切配合之下，吴阿姨的手术顺利完成 。

在人们越来越重视自身健康，对医疗科普需求日益增加的背景下，直播作为一种新型的内容载体，已成为向公众科普科学、专业的医学知识，以及对虚假医学传闻进行澄清的有力工具之一。手术远程直播的方式一方面将助力健康中国战略和健康中国行动计划的实施，让“学健康知识、享健康生活”成为新时代的新风尚。另一方面，手术远程直播的方式也提升了医疗健康服务在基层的可及性，通过简单易懂的方式让患者及时跟进与自己疾病相关的前沿技术、诊疗方案并了解相关医疗资源的分布，使患者不再像“无头苍蝇”一般四处求医。

第三节 案例小结

本章介绍了新一代移动数字医院、医共体移动医生工作站、远程医疗协作平台、院前紧急救援服务和手术远程直播共五个案例。在这些案例当中，读者能够清晰地看到以高速互联网、物联网等为代表的新一代信息沟通类技术已经能在很大程度上缓解优质医疗资源在空间结构以及系统结构上分布不均衡的问题，使位置偏远、交通不便、与优质医院距离较远地区的人民群众可以足不出县市享受到优质的医疗卫生服务。

例如，在新一代移动数字医院这一案例中，读者可以看到，在诸多先进医疗技术的赋能下，新一代的移动数字医院已经不再是一辆简单的体验型医疗车，而已经可以作为一个小规模的医院被派往偏远的县市为老百姓提供包括微型诊室、远程会诊、移动护理等多种医疗服务。读者也可以看到，在新一代移动数字医院启用之后，已经有成百上千乃至上万名老百姓从中受益。通过“医疗上门”的实现，许许多多的偏远乡村村民在无需费尽周折前往区域中心城市大型医院的条件下，得以提前诊断出器官结节、脏器病变、肿瘤等疾病并加以诊治，这毫无疑问将大大提高人民群众的健康水平，同时也有助于人们及时发现并干预疾病，避免不可挽回的损失。新一代移动数字医院所实现的“让患者不跑腿，把服务送上门”在真正意义上提高了医疗服务的可及性。

在医共体移动医生工作站这个案例中，读者可以注意到社区医生已经能够熟练使用医共体绿色通道与医共体平台上大型医院的医生实现实时的数据和信息共享，而医共体平台上的多名医生借助钉钉等沟通协作工具也能够完成远程协同诊疗任务。通过对医共体当中所涉及的不同利益相关方进行分析就可以得出结论，医共体的形成有利于整合大型综合性医院以及社区诊所等的优势资源，有利于大型综合性医院优质医疗资源（如更高水平医生的专业技能等）往社区诊所这类与人民群众距离更近的医疗机构下沉，从而实现医疗资源和公共卫生服务向基层倾斜，在宏观上也有利于医疗服务体系的完善。借助于医共体移动医生工作站这一平台，“基层首诊、双向转诊、急慢分治、上下联动”的分级诊疗模式也得以实现。

在远程医疗协作平台这一案例中，读者能够看到远程多学科协作平台的建设起到了一种“知识众筹”的效果，将各学科专家之间的空间距离大大缩短，使他们可以相聚于线上或云端，针对患者的疑难危重症疾病展开协同治疗。远程多学科协作平台采用的“单病种、多学科”的诊疗方式突破了空间和时间上的限制，通过依托优质医疗资源形成区域医疗中心，实现了跨学科、多专家、一体化、易拓展的多学科远程会诊业务，并且将医疗、教育、科研、管理和预防等功能整合，促进了优质医疗资源下沉到基层,缩短了患者与优质医疗资源之间的距离,在真正意义上实现了智慧医疗技术对医疗卫生服务可及性的提高。

在院前紧急救援服务这一案例中,读者能够明确地看到数智技术在急救这一医疗场景中的有效应用。相较于传统的急救服务,在数智技术的赋能下,一辆急救车已经能够搭载包括5G超声机、电子阅片集成、临床检测及床边检测、5G体征监护仪等在内的诸多先进的诊疗设备,并且可以借助5G高速互联网通信技术实现救护车与院内信息系统的实时互联互动,从而完全打通救护车和院内信息系统这两个在以往实践中相对独立的系统。急救医生可以将救护车上患者的检测结果等信息通过5G网络实时上传至医院的信息系统,而院内急救中心的医生或专科医生则可以提前准备,这也就意味着为患者赢得了更多宝贵的抢救时间,患者在急发重症情况下的生存率也将大大提升。从医疗服务可及性的角度来说,借助于先进的高速互联网等数智技术,患者在救护车上就已经能够获得以往只有在到达医院之后才能获得的紧急救助服务,在生命健康和安全上也就有了更多的保障。

在手术远程直播这个案例中,如今一名优秀医生的手术已经可以通过远程直播平台被全国乃至全世界各地的医疗同仁实时观摩。可以设想,借助于手术直播这一路径,位于偏远地区小型医院的一名医生可以在足不出户的情况下实时观摩一家大型综合性医院的某名医生主刀的一台复杂手术,并在观摩的过程中对顶尖专家的手术操作进行深入的学习和细致的琢磨,有助于其提高自己的技能。在条件允许的情况下,医生甚至可以通过细致观看手术录像的回放以获得更好的学习效果,这有益于医疗规范化理念以及先进技术的下沉。此外,如今的医院在面向医疗同仁开展“手术直播”的同时，也可以面向广大老百姓开展“科普直播”，将人民群众关心的一些科学和专业的医学知识及时、广泛地传达给老百姓，提升老百姓在健康和医疗方面的认知水平。

第五章

数智技术改善医疗服务可负担性

第一节　案例背景

正如本书在第三章中所介绍的,数智技术对医疗服务可负担性的赋能增强主要体现在其对一些医疗服务的功能增强以及对部分医疗服务灵活性的提高,通过对功能的增强和灵活性的提高进而降低医疗服务的直接成本和间接成本。近年来,浙大四院开发建设了包括家庭医生移动工作站、远程医学影像等在内的一系列有助于降低患者医疗服务成本的医疗解决方案,帮助浙江中西部地区特别是欠发达地区的老百姓降低了在医疗服务方面的开支,从而在医疗健康领域为共同富裕目标的实现做出了贡献。本书研究团队在浙大四院许许多多的创新性实践中甄选了五个运用数智技术提高医疗服务可负担性的典型案例。接下来,本书将对这五个案例进行介绍。

第二节 案例介绍

【案例 5-1】 家庭医生移动工作站

2016 年，卫生计生委在对《关于印发推进家庭医生签约服务的指导意见的通知》解读中指出，我国医药卫生事业面临人口老龄化、城镇化和慢性病高发等诸多挑战，以医院和疾病为中心的医疗卫生服务模式难以满足群众对长期、连续健康照顾的需求①。同时，居民看病就医集中到大医院的方式，在均衡医疗资源、改善就医环境、合理控制医疗费用等方面也是弊大于利。在基层推进家庭医生签约服务经国内、国际实践的检验，证明了是新形势下保障和维护群众健康的重要途径。家庭医生以人为中心，面向家庭和社区，以维护和促进整体健康为方向，为群众提供长期签约式服务，有利于转变医疗卫生服务模式，推动医疗卫生工作重心下移、资源下沉，让群众拥有健康"守门人"，增强群众对改革的获得感，为实现基层首诊、分级诊疗奠定基础 。"积极稳妥推进家庭医生签约服务"作为我国健康工作的重要内容，对于提升基层医疗服务能力，服务基层老年群体，让群众在家门口就能看得上病和看得起病等方面至关重要。

在这一背景下，浙大四院为了能够积极稳妥推进家庭医生签约服务，在不改变医院原有系统的基础上，通过对数字化医共体医疗生

---

① 中国政府网. 卫生计生委解读《关于印发推进家庭医生签约服务的指导意见的通知》[EB/OL]. (2016-06-06)[2022-03-15]. https://www.gov.cn/xinwen/2016-06/06/content_5079983.htm.

态链进行重构，建立起家庭医生移动工作站，为家庭医生提供数字化在线执业移动工具。一是搭建线上分级诊疗体系，面向分级诊疗体系与智慧医疗服务，实现医院与医院的链接；二是搭建在线远程协作体系，实现医生与医生的链接；三是搭建专科全科联动体系，实现医疗与公共卫生的链接；四是构建全民健康档案的诊疗板块，将卫生健康与居民相链接；五是实现临床业务的院外延伸，将医院链接到患者；六是实现执业型互联网医疗服务，将医生与患者相链接。通过以上实施举措，浙大四院积极响应国家“积极稳妥推进家庭医生签约服务”的号召，形成了数字化医共体的新路径——分级诊疗和智慧医疗双管齐下。具体来说，家庭医生移动工作站具有以下功能。

第一，家庭医生可以调阅已签约居民的电子健康档案，根据分级模型对他们采取红黄绿三级分级并实时响应的管理措施。

第二，实时展示签约居民总数与网格化分级的具体数据，对于区域就诊时新发现的患有“两慢病”的居民，系统会将他们的信息推送给家庭医生，同时也引导他们主动寻找家庭医生进行签约。

第三，对独居老人、“两慢病”患者、孕妇和儿童等重点人群进行标记，通过民政安居设备和智能穿戴设备等进行远程监控，一旦检测到异常，将第一时间通知管理平台和家庭医生。

第四，家庭医生将按照随访规则和专科医生下达的随访任务对签约居民进行随访管理，把随访结果同步至健康档案，方便专科医生查看。

第五，家庭医生和专科医生可以通过家庭医生移动工作站中的社区功能，对签约居民发起有针对性的健康宣教活动，实现宣教内容

“一对多”的下发，提高家庭医生和专科医生的管理效率。

第六，收录签约居民的历史就诊记录，按照所属街道、分级情况和疾病类型等信息对居民进行分组排列，可以便捷地查询到区域内居民的疾病分布等信息。

第七，对于病情严重的患者，家庭医生可以通过线上分级诊疗体系，使用转诊功能将患者推送给上级医院医生，帮助患者预约上级医院的病区和床位。

第八，对于病情复杂的患者，家庭医生可通过会诊功能选择上级医院相应的医生发起会诊，系统将自动创建包含家庭医生和上级医院医生的钉钉群组，同步患者病历，方便双方医生进行沟通，有助于患者收到更为准确的诊疗意见。

第九，基于健康风险预测模型等应用支撑体系，为家庭医生提供居民健康风险预警，一旦出现血压升高、血糖升高等异常情况，将发出提醒。

第十，提供强大而丰富的知识库，其中囊括了权威经典的医学知识，所有内容均源自国家卫生健康委、国家药品监督管理局等发布的官方文件以及已出版的医药卫生规划教材、学术专著、诊疗规范和指南路径等，知识库还配备了简单易行的搜索操作，实现辅助诊疗的功能，帮助医务工作者提升诊疗水平、做出更精准的决策。

在我国，家庭医生和签约居民之间存在“契约关系”。签约之后，家庭医生团队将为签约居民提供基本的健康管理服务。得益于家庭医生移动工作站的建设，家庭医生可以帮助签约居民实现精准分诊，并为他们直接预约浙大四院的专家门诊和各类检查项目，让居民亲身体会到“最多跑一次”的便利之处。签约居民可以享受普通门诊诊疗费全免，参照乡镇卫生院的报销比例实行医保报销制度，签约过的普通门诊统筹支付比例在原有基础上提高5个百分点，慢性病种门诊统筹的支付比例在原基础上提高10个百分点。这将大大降低患者看病所需付出的经济成本，在很大程度上缓解“看病贵”的问题。

除此之外，家庭医生移动工作站的建设，让家庭医生打开手机就能随时查看患者检验检查报告并及时掌握患者病情变化。当被系统重点标记的签约居民出院时，签约家庭医生还将收到信息，提醒他们密切跟进居民的健康状况，使居民在回家之后也能得到有效的管理。浙大四院全科医学科主任戴红蕾就曾表示：“现在已经实现了居家—社区医院—综合医院的全流程医疗服务，让老百姓不用自己思考要找什么医生看病。希望通过医院的努力更好地发挥签约职责，为在一线的家庭医生提供坚实保障。”

【案例5-2】　互联网+护理服务

我国已经进入人口快速老龄化的社会阶段。根据《2021年度国家老龄事业发展公报》，全国60周岁及以上老年人口为26736万人，占总人口的18.9%，全国65周岁及以上老年人口为20056万人，占总人口的14.2%①。与此同时，根据对老年疾病基本数据的统计，患心血管疾病、糖尿病等慢性疾病以及存在精神问题的失智老人群体的比重正在逐年上升，失能、半失能的老年人数量已超4200万②。根

① 中国政府网. 2021年度国家老龄事业发展公报[EB/OL].(2022-10-26)[2022-10-30]. https://www.gov.cn/xinwen/2022-10/26/content_5721786.htm.

② 唐钧. 社会政策视野中的4000万失能老人[J]. 中国医疗保险，2017(3):27-28.

据世界卫生组织的报告，由护士主导的健康护理表现出积极的效果，可以帮助患者改善健康状态、预防和管理慢性疾病，降低早期心脏病、脑卒中甚至癌症等疾病的发病率。然而，在庞大的老年人护理需求面前，专业护理人才的每年产出显得远远不够，如何解决这一群体的护理服务问题成了一个亟待解决的难题。

医疗资源的分布不均衡是导致上门护理服务稀缺的重要原因。人们很少能看到区域性的专业护理机构，绝大部分的护理服务仍是由医院和养老机构提供。医院和养老机构里的护理人员在上班时间不能随意外出，他们更多是为机构内部的人员服务①。此外，虽然部分地区出现了一些初具"互联网＋护理服务"雏形的、具有一定规模的、自发形成的护理团队，然而如何保证服务质量，如何控制医疗风险以及护理费用的合理性这些问题都阻碍着自发式的护理方式的进一步发展。

基于此，2020 年，《国家卫生健康委办公厅关于进一步推进"互联网＋护理服务"试点工作的通知》②明确了"互联网＋护理服务"的服务对象是高龄或失能老年人、康复期患者和终末期患者等行动不便的人群③。2021 年 8 月，浙江省卫生健康委员会发布《关于深化

① 周闵禾."网约护士"试点是应对老龄化之举[EB/OL].(2019-02-14)[2022-03-15]. https://m.gmw.cn/baijia/2019-02/14/32498321.html.

② 中国政府网.国家卫生健康委办公厅关于进一步推进"互联网＋护理服务"试点工作的通知[EB/OL].(2020-12-16)[2022-03-15]. http://www.gov.cn/zhengce/zhengceku/2020-12/16/content_5569982.htm.

③ 陈汝文，陈海婷，岳利群，等.临床护士对"互联网＋护理服务"认知及需求现状调查[J].中国医药科学，2021(16):25-28,54.

“互联网＋护理服务”提升居家护理服务质量的通知》①，2022年2月，浙江省更是提出要大力发展“互联网＋护理服务”。医院作为护理资源的核心掌握者，毋庸置疑是开展“互联网＋护理服务”的关键所在。为了更好地服务大众，浙大四院自2019年开始推出“互联网＋护理服务”。2021年，浙大四院互联网护理门诊咨询人数达12314人次，居家护理227人次，“互联网＋护理服务”的数量稳居全省第一。浙大四院“互联网＋护理服务”的具体服务流程如下。

首先，患者登录账号后可以根据实时定位查看可提供服务的医疗机构及其服务项目。患者依据自己的服务需求在系统中填写上门服务地址、服务时间、被服务人等信息，系统将判断其是否符合服务条件，若不符合条件则无法继续往下填写服务信息，当患者完成服务信息填写并支付相应费用后，本次服务完成下单。如在半小时内患者未付相应费用，则订单失效。

随后，系统将根据患者的服务需求自动匹配满足条件的护士并向该护士派单，护士可以根据自身情况选择是否接单。如果护士接单，将通过短信或互联网应用提醒等方式告知患者派单成功；如果护士拒单，则会通知患者派单失败，并将服务费用原路返还患者账户。

如果护士接单，她需要在指定服务日准备好相应的服务设备及耗材前往指定服务地点。平台将会调用鹰眼系统，对服务护士的行动轨迹进行实时监控。护士出发、开始服务以及完成服务的各个时

① 浙江省卫生健康委员会.《关于深化“互联网＋护理服务”提升居家护理服务质量的通知》政策解读［EB/OL］.（2021-08-16）［2022-03-20］. https://wsjkw. zj. gov. cn/art/2021/8/16/art_1229123416_2320447. html.

间点都将同步至系统，系统会实时记录护士的服务状态。在到达服务地点后，护士将按照服务要求和服务规范完成护理服务。在这个过程中，系统也将保护护士的生命财产安全，当护士点击一键报警按钮时，平台管理人员将会立即根据护士实时定位开展救援行动；当点击110报警快捷键时，系统会即刻联系公安系统。服务结束后，护士需要回到指定医疗机构对医疗垃圾进行规范处理，并在移动互联网应用上完成本次护理服务的记录，将健康宣教内容在线同步至患者。通过对服务流程进行记录实现服务全程留痕，可查询、可追溯，这将对患者的连续性服务管理起到很好的作用，且系统将护士填写的健康宣教内容同步至患者后，患者可实时查看、学习，有非常好的指导作用。

"互联网＋护理服务"提升了患者能够获得的护理服务质量。可以开展"互联网＋护理服务"工作的护士首先要到省级三甲医院进行护理服务培训，通过考核之后，护士方可注册互联网服务平台账号开展居家护理服务；省级三甲医院也会对已完成的服务进行质量评价和监督，并提供整改意见，推动服务持续优化完善。此外，系统在派单时会优先匹配距离近以及时间合适的服务护士，如果有多名护士符合条件，则结合护士的既往服务情况、工作年限、技术职称等进行派单。在保证满足患者要求的情况下，尽量为他们匹配最合适的护士，让医疗资源得到最好的利用。

借助互联网医院平台在线连通医院、护理人员和患者，浙大四院"互联网＋护理服务"的模式扩大了护士的服务半径，让有限的护理资源最大限度实现共享，缓解了来往医院交通不便和就医等待时间长的问题。患者通过手机一键下单，省去路程奔波的辛苦，足不出户即可享受专业的、精细化的上门服务，居家也能享受到省级优质资源，有利于满足患者日益增加的、多样化和多层次的护理需求，使医院—社区—家庭一体化延续护理服务更加规范。“互联网＋护理服务”打破了时间与地理位置的限制，为需要上门护理及指导的高龄老人、失能和半失能老人、康复期患者、新手父母和他们家人的生活带来新的转机。

【案例5-3】　智能医疗诊后随访

诊后随访是指医院对诊治后的患者通过各种方式，定期跟踪了解患者病情变化，通过发布随访任务，患者配合完成，对患者进行专业性康复指导的一种行为。完善的随访管理模式能提升患者综合诊疗质量、提高患者治疗的依从性和满意度，并且落实随访工作还有助于医院对外保持良好的医患关系，树立品牌形象。但是对于医护人员而言，完成日常的治疗工作已让他们应接不暇，且传统的随访方式还具有工作量大、耗时长、效率低等弊端，同时也广泛存在缺乏高效的信息采集手段及随访信息难以保存和分析等现象，因而医护人员主动开展诊后随访的意愿不高，成为阻碍患者获得公平可及、系统连续的医疗服务的障碍之一。

随着人工智能技术的不断普及，医疗随访系统也变得更为智能和高效。2019年，国家卫生健康委组织制定的《医院智慧服务分级评估标准体系（试行）》明确指出，要在患者随访过程中形成电子化记录：医院可通过信息系统接收院外相关电子病历信息，结合患者院内的诊疗情况，形成随访记录；通过可穿戴设备直接获取患者相关监测信息，数据纳入医院中的患者健康档案记录；根据患者病情变化，动态调整康复计划①。作为医疗过程中的闭环环节，随访的必要性越来越被各医疗机构重视，智能化随访系统应运而生，并逐渐取代了传统的人工随访方式。智能化随访系统通过人工智能技术增强互动，集合深度学习和大数据处理等技术，建设智能诊后随访系统，通过电话、短信和微信等方式辅助医护人员完成各项诊后随访工作，采集患者问答关键信息，分析评估高风险因素，形成随访结果并自动保存至系统，方便医生随时调阅，大大减少了医护人员的工作量，同时也让随访服务更全面而仔细，有助于医院综合服务质量的全面提高。

浙大四院的随访分为三级流程，一级随访采用分散随访的方式，随访表单可以进行个性化设计，由病区责任护士或主治医生对住院患者进行随访，对住院或出院的病患进行满意度调查，并相应地进行一些健康宣教和康复指导。二级随访采用集中随访的方式，走标准化的随访路径，实现同质化的随访过程，由随访中心自行定义抽查比例，对住院患者、门诊患者进行随访并开展满意度调查、投诉表扬管理和对外咨询等。三级随访则是由医院管理层进行抽查和监督，考察真实的随访情况，处理复杂的医患纠纷并对特殊人群进行重点跟进。

浙大四院不仅完成了国家满意度评价和义乌市卫健局满意度评价，还同时采用“患者满意度随访系统”向患者推送满意度问卷。“患

① 中国政府网. 国家卫生健康委办公厅关于印发《医院智慧服务分级评估标准体系（试行）》的通知［EB/OL］.（2019-03-18）［2022-03-20］. http://www.nhc.gov.cn/yzygj/s3593g/201903/9fd8590dc00f4feeb66d70e3972ede84.shtml.

者满意度随访系统”具有跨平台、多途径的特点，支持多种调查场景，如门诊、住院和出院等；通过多维度统计量表对医疗服务和质量进行量化，能够更加真实、客观地反映患者满意度情况。浙大四院重视患者的每一条反馈及建议，要求责任部门制订相应的专项改进计划，持续推动质量改进，以提升患者满意度为努力目标。

在全随访宣教流程中，智能化随访系统中内嵌了一个权威且实用的宣教知识库，能够在患者就医过程中针对其所处的不同场景，实现对患者的个性化精准宣教。当在宣教过程中出现异常情况时，该系统也能进行智能处理，对护士和患者进行双向提醒。智能化随访系统的使用使人工随访的工作量下降了80%。

患者可通过电话、短信或微信等多种渠道将自己的投诉或表扬上传至智能化随访系统，依据标准化管理流程，智能化随访系统将生成一份情况报告，自动指派并发送消息提醒处理部门，处理完成后再由处理部门将情况反映给患者。与之相似，智能化随访系统还支持院前多渠道、多事务预约和咨询，并将信息实时反馈给相关部门并发送消息提醒。

智能化随访系统的使用，对于医护人员而言，它通过提供患者管理，如随访模板制定、随访计划创建、进度跟踪等，实现在线诊疗、信息查询、接收患者异常指标反馈及处理等功能，大大减轻了医护人员的随访压力。并且，智能化随访系统的患者全息档案、信息导入、查询检索、智能互动、智能辅助诊断、智能辅助处理、统计分析、用户权限管理及系统维护等功能，也为医护人员进行患者随访管理提供了良好的辅助。

对于患者而言，智能化随访系统为他们提供了便利快捷的医疗记录查询、用药提醒、复诊提醒、检查提醒、异常指标提醒、门诊预约、检查预约、住院预约、健康宣教及问卷调研反馈等功能①。除此之外，由于医疗资源的分配不均衡，经验丰富的专家大部分集中在大城市，患者就医和复诊复查的成本相应较高。同时，因为患者多次到医院看病均为同一位医生收治的概率相对较低，医生对患者病情的了解可能不够全面，导致患者对医生的信任感和对治疗依从性也较弱。因此，智能化随访系统也在一定程度上改善了医疗服务的可负担性。因为，智能化随访系统的使用能够使各类调查数据和统计数据更精准，将医护人员从繁重无序的随访工作中释放。医护人员可将压缩出的时间用于深度挖掘病人的病历，耐心细致地解答病人提出的问题，让病人感受到医护人员对自己的重视，形成彼此信赖的医患关系。如此一来，病人也就不再需要花费高昂的成本去大城市找能够让他信任的“医疗大咖”。

【案例 5-4】 远程超声诊断

我国的优质医疗卫生资源大部分集中于东部沿海城市及经济发达的大中城市，而乡镇、农村基层医疗卫生条件差、设备少、水平低，缺医少药，资源严重不足。医疗服务资源的巨大差距，促使患者们蜂拥至条件好、价格贵的医院就医，不仅造成了病人过多地集中到大医院就诊，还增加了农民和城市低收入居民的经济负担。

在这一背景下，国家发展改革委分步有序下达 2021 年度卫生健

① 健康界研究院. 智能化随访系统建设架构、市场现状及未来发展设想研究报告[EB/OL]. (2020-12-14)[2022-03-20]. http://zk.cn-healthcare.com/doc-show-52194.html.

康领域中央预算内投资300亿元，支持全国搭建便民就医平台，推动优质医疗资源扩容和区域均衡布局。着眼于解决群众“看病难”和“看病贵”的问题，推动优质医疗资源向群众身边拓展延伸。安排中央投资85.3亿元，支持24个国家区域医疗中心试点医院起步建设，3个省级区域医疗中心网格化布局，113个县级医院提标扩能，推动特大城市“瘦身健体”，引导优质医疗资源向基层下沉、向群众身边延伸①。全国政协委员、宣武医院神经科首席专家凌锋表示，互联网技术对于基层医疗特别重要，甚至可以说是提高基层医疗水平“离不开的工具”②。“互联网＋医疗健康”的一个重要特点就在于互联网技术的均值化，促进医疗健康服务突破地域限制，对于改变中国医疗资源不均衡的现状具有重要意义。

随着数字技术在医疗领域的不断发展，借助于5G网络的强大运输能力及连接能力，优质医疗资源在基层落地被赋予了更多可能。例如，义乌市某街道楼先生19岁的儿子在体检时发现心率异常并在呼吸时偶尔出现胸口疼痛的状况。楼先生带着儿子到社区医院就诊，然而在听说要做心电检查的那一刻，楼先生就已做好带儿子去“大医院”做检查的准备。当时接诊的医生立即告知楼先生父子，社区医院就可以做动态心电图检查，浙大四院专家将会在线读取监测到的数据并撰写检查报告，完成之后会即刻传输至社区医院。几天后，楼先生来到社区卫生服务中心领取动态心电图报告，报告显示其

① 中国经济网. 国家发改委：引导优质医疗资源向基层下沉[EB/OL].(2021-09-15)[2022-03-20]. http://www.ce.cn/cysc/yy/hydt/202109/15/t20210915_36916291.shtml.

② 杨琳. 提升基层医疗服务能力，数字技术大有可为[EB/OL].(2022-03-17)[2022-03-20]. https://i.ifeng.com/c/8ES9zPOtn59.

儿子“时呈窦性心律不齐”。社区心电图医生朱医生察觉到了楼先生的情绪变化，立刻向楼先生解释，其儿子并没有大碍，如果以后出现症状及时检查即可。这一次，楼先生没有迟疑，他表示：“检查是在福田卫生院做的，但是这份心电图报告是浙大四院心电图室出具的，比较令人信任。”①

这样的远程会诊在浙大四院并不是新鲜事，2019 年 10 月 14 日，浙大四院远程医疗中心正式启用。远程医疗中心服务于浙大四院医共体单位和浙江大学医学院六家附属医院，浙大四院还与多家国际医院开展合作，如日本静冈县立综合病院、加拿大阿尔伯塔大学附属医院等。该中心是集远程会诊、远程诊断、远程医学教育、互联网医疗等功能于一体的远程医疗服务网络，缩短患者与国际优质医疗资源的距离，使民众在家门口就能得到海内外专家“高精尖”的诊疗服务。深入服务基层，促进优质医疗资源下沉，提高基层医疗服务能力，是设立浙大四院远程医疗中心的初衷。仅 2019 年，浙大四院就已通过相关的远程系统开展了远程动态心电图检查 257 例，远程影像检查阅片 8196 例，基层医疗机构远程提交的心电图半小时内即可得到诊断报告，提交的各类医学影像资料基本当天完成上传、诊断、出报告等全过程②（见图 5-1）。

---

① 浙江新闻网. 家门口做检查“大医院”出报告　义乌实现动态心电图远程诊疗[EB/OL].（2019-03-18）[2022-04-01]. https://zj.zjol.com.cn/news/1152737.html.

② 浙江新闻网. 海内外名医“坐诊”家门口　浙大四院远程医疗中心成立[EB/OL].（2019-10-15）[2022-03-20]. https://zj.zjol.com.cn/news.html?id=1307991.

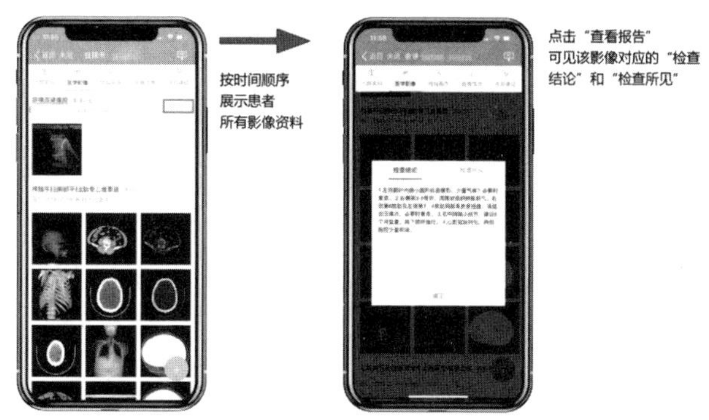

图 5-1　远程医学影像平台

图片来源：浙江大学医学院附属第四医院

而在这背后，远程超声平台的建设为远程会诊、远程培训、移动接入、资源共享和高清直播等工作提供了技术支持。远程超声平台由流媒体服务器、医疗资源管理平台、超声科室多媒体终端、移动医疗推车和会诊室/会议室多媒体终端等系统组成并充分结合 5G 通信的优势。远程超声平台可获取开单信息；协助患者进行检查预约；患者登记时支持通过 HIS 或 EMR 等系统获取患者的基本信息和开单信息；支持批量查询、导出和打印病历信息；提供报告书写的各种功能及模板，申请上级医院的远程协助报告，等待报告诊断；向上级医院发起实时会诊请求。总体而言，远程超声平台能够克服超声影像数据传输的一系列难题，将超声诊断设备动态视频实时传输到上级专家面前，大大提高了专家对超声工作的诊断精度和救治效率，保障了上级医院专家能突破地域的限制，对基层医生进行实时的专业化指导。此外，远程超声平台的建设还搭建起了上下级诊断之间沟通的“绿色通道”，有利于充分发挥大医院或专科医疗中心在医疗技术和医疗设备方面的优势，通过远距离会诊和咨询等方式支援医疗条件较差的医院，从而为民众提供更高效且更准确的医疗服务。

以医联体为载体，结合5G通信手段，全面实现远程医疗覆盖将是我国未来一段时间深化医药卫生体制改革的核心工作之一。远程超声平台支持大数据量的影像数据传输，使远程会诊、远程培训等业务更加常态化、稳定化与精确化，助力基层医疗队伍培养，促进学科下沉，切实提升基层医疗机构服务能力，有效分散病人到各级医疗机构。同时，远程超声平台也保证了患者能够获得高质量的诊疗水平，患者在家附近的医院就能够在实时传输技术的支持下享受通过视频、音频进行的远程会诊模式，极大减少了病人为了看病费时费力四处奔波检查的情况，减轻患者在求医过程中所面临的经济负担，从而促进"看病难"和"看病贵"等问题的解决，改善医疗服务可负担性。

【案例5-5】 基于物联网技术的急诊绿色通道

急诊绿色通道是指接诊、救治和转运急重症患者时为了尽可能压缩等候、登记和交接等非医疗行为的时间、提高抢救效率，将传统的院前急救和转运，医院的预检分诊、挂号登记信息、医生看病，各辅助部门的检查、配药的流程优化整合起来，形成一个以保障救治生命为核心的、顺畅而高效的运行流程。医院的急诊绿色通道有卒中中心、胸痛中心、创伤中心、高危孕产妇中心和新生儿中心。急诊绿色通道的开放对象是各种需紧急处理的急危重症患者，包括所患疾病可能在短时间内危及患者生命、受到严重创伤、急性脑血管病、急性心血管疾病、孕产妇急症、其他急危重症（如严重哮喘持续状态、急性呼吸衰竭等）、突发性公共卫生事件中的患者和无家属陪同且急需采取救治措施的患者等①。

急诊绿色通道的设立及优化，对于突发疾病、突发事故和群体伤的救治，在突出“急”的特点的同时，更是达成“救”的目的，极大地提高了危重病人的抢救成功率。急诊绿色通道不仅是在急诊科看病，它更是一个横跨多个部门的协作机制，医院每一个部门的协同都有其特殊的要求。例如，建立急诊绿色通道管理制度、应急预案；明确绿色通道救治范围、救治流程，以及医护人员资质职责与培训要求。急诊设置“绿色通道”专线电话，预留急救车专用停车位。急诊绿色通道以抢救患者生命为首要原则，先救治后收费。实行“三区四级”病情分区救治、优化流程、实施急诊分区救治、建立住院和手术的“急救绿色通道”等。与此同时，急救过程还需要通过信息化手段实现急救信息和时间点的采集、各科室之间的急救沟通协作，并衔接院前急救，从而提高抢救患者的效率②。

虽然国内大多数医疗机构已经在建或建成了急诊绿色通道的卒中中心和胸痛中心等，但内部对信息化的建设并不完善，这将在很大程度上影响急诊绿色通道的高效运行。国内急诊绿色通道的信息化建设主要存在以下问题。

第一，在缺乏信息化提供的良好支撑的情况下，医护人员需要手工记录和保存急救的相关信息和数据，这不仅会给急救医护人员增加工作负担，还可能在记录时出现记录错误、字体难以识别等问题，

① 沈敏.“零延误”的急救绿色通道[EB/OL].(2019-10-30)[2022-03-20]. https://www.cn-healthcare.com/articlewm/20191031/content-1074272.html.

② 沈敏.“零延误”的急救绿色通道[EB/OL].(2019-10-30)[2022-03-20]. https://www.cn-healthcare.com/articlewm/20191031/content-1074272.html.

导致记录的数据质量较差。

第二，协同水平较低。信息化建设的缺位将不利于急救在院前院中院后实现良好的衔接，信息无法实现协同联动，无法保证救助人员能够及时了解急救病人的救治情况，各个科室之间也难以顺畅地展开协作，从而影响紧急救治的效率。

第三，数据获取不完整。急诊绿色通道管理的信息化水平比较低，难以获取生命状态监护设备、心电设备、移动 PACS、移动 MR 等设备的数据，急救数据不完整将导致无法进行急救救治历史追溯，也就无法进行急诊绿色通道救治病人的统计分析。

第四，质控管理无法实现。缺少高效管理的信息化手段，医护人员无法在救治过程中了解当前救治环节已花费的时长、标准剩余时长等，难以做出及时的干预和提醒，也无法深入分析不达标的救治病人和救治环节，也就无法有针对性地对救治环节提出优化策略。

因此，为了不再重蹈部分医疗机构信息化建设的覆辙，浙大四院以《进一步改善医疗服务行动计划(2018—2020 年)》和《公立医院高质量发展促进行动(2021—2025 年)》的思想为指导，使用物联网新技术重点建设危急重症医疗救治体系，构建胸痛、卒中等救治中心的快速、高效、广覆盖的体系，从而缩短急救时间，提升急救效率和品质。

具体来说，浙大四院采用物联网技术在医疗机构内建设急诊绿色通道，通过蓝牙定位技术和电子围栏对进入急诊绿色通道的患者进行管理。当患者到达分诊台时，只需要带上定位卡，整个救治过程中患者的救治时间节点都会被记录，还能够在地图上看到患者的实时位置，这些都能够让救治团队人员提前做好接诊准备。急诊绿色通道物联网能够进行院中急救评分，当患者没有进行院前急救评分或对之前的评分存在疑问时，医院可以进行急诊绿色通道的急救评分，快速判断、确认其是否属于卒中、胸痛的患者，并以此作为是否开启急诊绿色通道的重要依据。此外，急诊绿色通道物联网还能够自动记录和保存与救治过程相关的时间和信息，采集心电数据、医院PACS系统图像数据、肌钙蛋白数据等生命体征数据并上传至急诊绿色通道平台，实现患者急诊救治环节的医疗信息实时可视化和可追溯，还能够支持医护人员未来对相关数据进行统计分析，并将相关数据同步至所有参与救治的医护人员，促进医护人员之间以及科室之间实现良好的沟通和协作。

急诊绿色通道物联网的建设能够对各个救治环节实施有效的时间管控，优化救治流程，实现以急救患者为中心的急诊绿色通道管理，为患者赢得宝贵的救治时间，浙大四院卒中中心开设的“急诊溶栓绿色通道”就是一个很好的印证。浙大四院卒中中心对脑卒中患者实行“先救治，后付费”的救治策略。2020年，浙大四院卒中中心绿色通道启动率为100%，患者进入医院到静脉溶栓的时间一再缩短，截至2020年底，溶栓患者中进入医院到静脉溶栓的中位时间为37分钟，大大降低了急性脑梗死患者的死亡率和致残率。这意味着，卒中患者能够通过“急诊溶栓绿色通道”最快速度得到识别和诊治，并最大限度改善预后。浙大四院也顺利地通过了示范防治卒中中心评审，被授予国家级“示范防治卒中中心”称号①。

① 金南星. 浙大四院建成国家级“示范防治卒中中心”[N]. 义乌商报，2020-12-21(3).

第三节　案例小结

本章介绍了家庭医生移动工作站、互联网＋护理服务、智能医疗诊后随访、远程超声诊断和急诊绿色通道共五个案例。通过这五个案例，读者能够看到互联网、物联网等数智技术使过去患者在看病就医的过程中需要额外走的一些流程以及需要额外承担的一些开销被省去或优化处理了，在此基础上或多或少地降低了患者看病所需承担的经济成本，在很大程度上缓解了“看病贵”的难题。

例如，在“家庭医生移动工作站”这一案例中，读者能够看到家庭医生移动工作站的建立为家庭医生提供了数字化在线执业的移动工具。借助这一平台，家庭医生能够有效掌握已签约居民的电子健康档案，在此基础上对签约居民中的独居老人、孕妇、儿童、“两慢病”患者等重点人群进行标记，并根据随访规则和专业医生下达的随访任务对签约居民进行随访管理。对于病情严重的患者，家庭医生可以通过线上分级诊疗体系，使用平台上的转诊功能将患者推送给上级医院的医生，并帮助患者预约上级医院的病区和床位。而从患者或者居民的角度来说，家庭医生移动工作站的建立使他们能够在家庭医生的帮助下，通过付出最小的经济成本和时间成本使自身的疾病得到诊疗。在这一平台的赋能下，很多居民也得以亲身体会到“最多跑一次”的便利，很多以往必需的诊疗费用也得以减免，看病的成本有所降低。

在“互联网＋护理服务”这一案例中，读者可以看到依托“互联网＋”平台搭建起来的一种上门护理服务预约系统。通过对这一系统的了解，读者可以看到该系统与人们已熟悉的同样基于“互联网+”的快递、外卖、跑腿等服务系统在运作模式上的相似性。与此同时，借助互联网医院平台，“互联网+护理服务”的模式可以在护士和患者之间搭建一个供需匹配的桥梁，使患者能够在平台上发布自己的护理服务需求，而护士能够在平台上选择接单，并按照患者在订单中指明的要求前往服务地点提供指定的服务。通过类比其他“互联网+”平台，读者可以较容易地理解“互联网+护理服务”这一平台可以给医院、护理人员以及患者带来的利益。这种模式有助于缓解医院就医等待时间长、来往交通不便的问题，扩大护士的服务半径，盘活护理资源，使有限的护理资源最大限度得到利用，同时也为患者提供高效、专业的上门护理服务，并节省以往赴院接受护理服务的大量开销。

在“智能医疗诊后随访”这一案例中，读者可以看到智能化随访系统通过人工智能技术增强互动，集合深度学习和大数据处理等技术，建设智能诊后随访系统，通过电话、短信和微信等方式辅助医护人员完成各项诊后随访工作，采集患者问答关键信息，分析评估高风险因素，形成随访结果并自动保存至系统，方便医生随时调阅，大大减少了医护人员的工作量。同时也让随访服务更为全面而仔细，有助于医院综合服务质量的全面提高。对于患者而言，智能化随访系统为他们提供了便利快捷的医疗记录查询、用药提醒、复诊提醒、检查提醒、异常指标提醒、门诊预约、检查预约、住院预约、健康宣教及问卷调研反馈等功能。这些功能的实现也减少了患者多次去同一家医院却需要重复部分诊疗流程的可能性，有利于节省患者的经济成本和时间成本。

在“远程超声诊断”这一案例中，读者能够看到远程超声平台支持大数据量的影像数据传输，使远程会诊、远程培训等业务更加常态化、稳定化与精确化，助力基层医疗队伍培养，促进学科下沉，切实提升基层医疗机构服务能力，有效分散病人到各级医疗机构。同时，远程超声平台也保证了患者能够获得高质量的诊疗水平，患者在家附近的医院就能够基于实时传输技术享受通过视频、音频进行的远程会诊模式，极大地减少了病人为了看病费时费力四处奔波检查的情况，减轻患者在求医过程中的经济负担，从而促进"看病难"和"看病贵"等问题的解决，改善医疗服务可负担性。

在"基于物联网技术的急诊绿色通道"这一案例中，读者可以看到物联网技术在急诊绿色通道建设中所起到的突出作用。借助蓝牙定位和电子围栏等技术，当患者到达分诊台时，只需要带上定位卡，整个救治过程中患者的救治时间节点都会被记录，还能够在地图上看到患者的实时位置，这些都能够让救治团队人员提前做好接诊准备。急诊绿色通道物联网的建设能够对各个救治环节实施有效的时间管控，优化救治流程，实现以急救患者为中心的急诊绿色通道管理，为患者赢得了宝贵的救治时间。急诊绿色通道的设立及优化，对于突发疾病、突发事故和群体伤的救治，在突出"急"的特点的同时，更是达成了"救"的目的，极大地提高了危重病人的抢救成功率。

第六章

数智技术增强医疗服务便利性

第一节　案例背景

正如本书在第三章中所介绍的,数智技术对医疗服务便利性的赋能增强主要体现在部分医疗流程的在线化实现以及部分线下医疗流程的简单化。浙大四院近年来在这两个方面都实施了一些卓有成效的改革。除了借助微信等平台实现在线预约挂号这些已经比较基础的功能得以实现,医院还对线下医疗流程进行了大规模的整合优化,创新性地建立了“一站式”门诊综合服务中心以及“一站式”入院准备中心,实现了医疗服务的“一站式”实现,大大提高了患者就医的便利性和便捷性。当然,诸如此类的数智创新案例在浙大四院比比皆是。本书研究团队在浙大四院许许多多的创新性实践当中甄选了五个运用数智技术提高医疗服务便利性的典型案例。接下来,本书将对这五个案例进行介绍。

第二节　案例介绍

【案例 6-1】“一站式”门诊综合服务中心

门诊作为群众就医的第一站，也是改善群众就医体验感的重要窗口。门诊的医疗服务质量不仅取决于医疗技术水平，还会受到群众在门诊就医直观感受的影响。例如，门诊就医存在很多弊端：从患者的角度来说，由于各个医院之间的信息互不联通，如果同时在多家医院就诊，则需要往返各院之间办理手续，流程周期长且烦琐；当检查项目较多时，由于科室布局分散，患者需要咨询护士，频繁寻找科室；就医资料遗失后，需要根据检查的项目到不同的科室找专家排队等候打印就诊信息；涉及特殊药品的获取，患者需要自己打印相关资料，去门诊综合服务中心审核，可能出现资料不完整、不符合等问题，延长配药时间。从医院各科室的角度来说，针对患者的就诊信息审批需准备相应科室的印章，科室流动人员较多，用章可能不及时、增加用章管理负担等，在增大了门诊候诊风险的同时大大降低了就医的效率。

因此，为进一步优化就医流程，不断满足人民日益增长的医疗服务需求，浙江省卫生健康委员会要求大力推动各医疗机构门诊综合服务中心规范化建设，进一步优化服务功能和流程；打通内部流程，提供“一站式”集成服务，实现资源的整合；加大信息化建设力度，推进院内相关信息平台整合，推动与医保等外部业务平台信息互联互通，最大限度减少群众跑腿次数。

在此背景下，浙大四院重新整合及拓展门诊服务内容、精简服务流程，充分利用信息化手段，设立门诊综合服务中心，为患者提供“一站式”便捷服务，努力在就医体验上做到“让群众少跑路、让数据多跑腿”的目标。

门诊综合服务中心将许多原本分散在医院各栋大楼之间的业务项目汇总在一个固定的地方，即患者可以在门诊综合服务中心一个区域内办理检查集中预约、诊断证明盖章、检查申请单、病历资料打印、医保药品审批、用印盖章等手续，有效缓解患者因为需要办理各种审核、盖章、咨询业务而来回奔波的问题，协助患者以最便捷的方式完成手续办理，有效缩短就诊时间，进一步提升医院综合服务质量（见图6-1）。

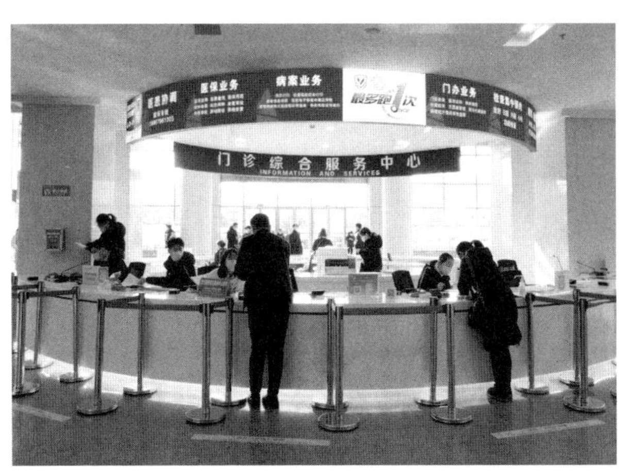

图6-1　“一站式”门诊综合服务中心

图片来源：浙江大学医学院附属第四医院

利用信息化技术，将疾病名称和申请就医类型相匹配，共享各医院的医疗资料，方便医生对症下药。针对特殊病种的患者，为了减少其在各院、各科室奔波的次数，浙大四院采用了无纸化办理，在电子系统中实现填写纸质申请表及专家审批签字。当患者信息涉及其他医院的资料时，可通过区域 CDR 查询其他医院的资料权限，医生要对患者信息进行核实，并提交相关就医审批申请，申请完成后会有短信提醒相应的科室专家进行核实。对于当日未完成审核的患者信息，系统会再次以短信提醒专家，专家审核后交由门诊综合服务中心复核、办理，即使中间出现问题也能够第一时间告知患者原因，及时解决。

另外，通过功能整合打破院内科室之间的壁垒，开通集中预约权限，让 CT、B 超、内镜等项目的“一站式”预约成为可能，患者在门诊综合服务中心即可完成全套的检查项目预约，实现资源的有效配置，更好地便民惠民。对各科室的用印进行系统化统一管理，缩短患者办事周期，最大限度地减少跑腿次数。

“一站式”门诊综合服务中心的设立，以服务患者“最多跑一次”为首要目标，为患者提供门诊就医的全流程服务引导，通过优化医院信息化系统，为医生及时查询患者就诊信息提供便利。在医保患者的用药审批流程中，患者成功办理规定病种的数量是最直接的体现，患者的等待时间大大减少。病历及检查报告单平均每周打印 300 人次，减少患者在各科室等候的同时也为科室分流患者，减少聚集。检查集中预约每周预约 400 人次，较有效地分流了各预约科室前台的人流量。“一站式”门诊综合服务中心还会不断增加业务办理界面的规定病种申请单打印等功能，持续优化门诊服务模式，大力推进各项便民服务,提升群众就医的满意度,进一步提高医院的综合服务水平。

【案例6-2】　“一站式”入院准备中心

随着信息化技术的发展,医院在就诊、就医业务方面加强了智能化和自助化建设。在传统的住院办理流程中,各科室床位信息相对独立,住院床位由多方安排,流程反复较多;大部分患者对住院业务陌生,更多地依赖人工窗口,导致医院的入院办理处常挤满各种患者,降低了资源的利用效率。在这样的住院就诊背景下,为进一步整合资源,优化工作流程,“一站式”入院准备中心服务应运而生,该服务使用多信息化手段实现诊间、床旁结算“一站式”自助结算,并实现线上线下医疗服务新模式,引导患者完成住院业务办理。

为提高患者业务办理效率、引导患者精确地完成业务办理,打通各个业务窗口的信息流通,浙大四院信息中心、入院准备中心、财务部和第三方软件服务商进行共同探讨,对入院准备中心业务流程进行了再造,精细划分住院业务,采用电子入院证,打造了线上、线下和线上线下联动的三大出入院模块,以消除患者业务办理过程中的障碍。

首先,线上出入院模块需要患者关注浙大四院的互联网医院服务号,根据患者的就诊信息自动分析识别就医就诊状态节点。它覆盖了电子入院通知书、麻醉会诊通知、院前检查通知、信息补录、入院登记、住院首缴、日清单查询、预交金充值、出院通知、出院结算、出院小结查询以及出院后满意度随访等环节,基本覆盖了院前、院中、院后的整个业务节点的通知和业务办理(见图6-2)。根据节点对患者进行业务追踪,指导患者完成需要办理的业务。在门诊医院向患者开具入院通知书后,服务号将电子通知书精准推送给患者,患者可以点击链接进行入院前的业务办理。以入院为例,消息平台主动推送入院前患者需要完成麻醉会诊和院前检查,并告知相应的时间和地点,患者可以点击详情查看项目明细,同时实现线上自助缴费,若患者在24小时内未完成登记,则将被视为放弃入院,系统会发送提醒进行确认并要求填写原因。当患者完成会诊和入院检查后,再主动为患者推送下一个入院流程,即补录入院登记业务消息提醒。完成入院前期准备后,患者可以在系统上选择预留床位,预留成功后会有短信提醒,确保发放实质性床位,患者可以根据医嘱和自身情况选择入院报到日期。在自助终端上成功报到后,患者信息会自动同步到病区的护士站,方便住院部及时了解就医情况,提供更好的医疗护理。患者在住院期间可以自主查询每日费用详细开支,当账户欠费时,系统会自动催缴并提供线上充值服务,患者还可以进行满意度评价。当住院治疗完成,护士在系统上完成住院费用的审核后,会自动发送可以自助出院的消息给患者,费用结算成功即视为成功办理出院业务。整个出入院流程都处于透明、公开的状态,能够有效避免产生矛盾和纠纷。

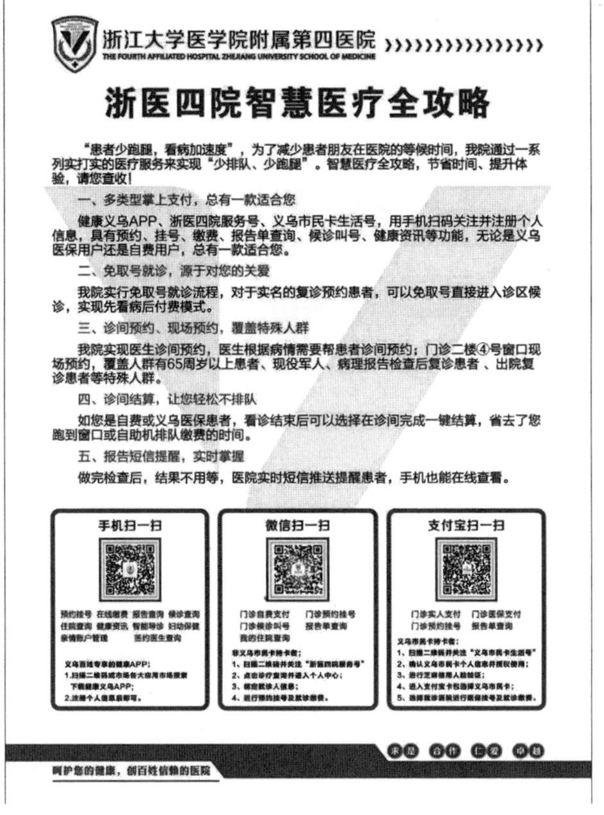

图 6-2　浙大四院智慧医疗全攻略

图片来源：浙江大学医学院附属第四医院

其次，线下出入院模块不同于传统的人工窗口办理，而是通过使用线上的业务跟踪指导，利用自助服务终端进行办理。患者可以通过自助服务系统扫描电子或纸质入院通知书，进行住院信息补录，完成入院登记、住院首缴、手腕带打印、住院报到（通过患者预入院时间进行院内报到、锁床）、日清单查询及打印、预交金充值、出院结算、结算清单打印等流程，为患者提供“一站式”自助业务办理方式。自助服务终端支持多身份介质、多支付渠道交易，为患者提供更便利、更高效的业务办理方式。

最后，线上线下联动模块，主要体现在患者可以自由切换线上和线下两种出入院办理方式，服务号和自助终端之间能够自动推送更新，线下办理业务成功的同时线上服务号也会发送提醒，从而实现多场景、多业务的联动。以住院腕带快捷打印为例，患者线上完成入院登记即自动生成业务二维码，在线下自助终端出示该二维码，自助终端将为患者打印腕带。

“一站式”住院准备中心采用数据多联动、多流通，患者少跑路“一站式”自助业务办理方式，以患者为中心，为患者提供高效的入院办理方式，全程平均三分钟即可完成办理住院业务，减少了排队登记、结算等环节；同时为人工窗口减负，有效减少了患者聚集，降低了疾病传播的风险。根据浙大四院的统计，在系统上线后随访的满意度调查中，患者的好评指数较高，窗口医护人员的劳动强度降低，有效缓解了医院的非诊疗环节的就诊压力，提高了医患之间的沟通效率，改善了就医的环境，提高了住院业务的峰值承受力水平。

未来，“一站式”住院准备中心服务将会持续分解出入院业务，细化业务节点，继续优化出入院节点，利用信息化手段，实现点对点引导完成业务办理，使患者清楚业务办理方式。同时，要加强各科室的互联互通，打造面向患者的业务数据模式，更好地定位患者的就医状态，让业务更加清晰化。

【案例6-3】　无接触式自助服务

新冠疫情催生了新技术的发展，无接触技术开始慢慢走进人们的生活。所谓的无接触技术其实就是利用智能化手段，在减少人与人直接接触的情况下，确保服务或者活动的正常进行，甚至以更高效率、更低成本的方式进行。

这样的技术尝试以前就有许多，比如自助零售店等，其主要目的是降本增效，而随着人们的健康安全意识不断增强，卫生防疫也成了无接触技术发展的推进剂。

在此背景下，浙大四院也引进了机器人来完成医院部分“一线工作”，包括清洁、消毒、送药、送餐和诊疗辅助等。同时，上线自助机的“语音交互”功能，使浙大四院成为全国首家通过语音自助交互提供无接触就医自助机服务的医院。语音助手通过对患者的语音进行语音识别、语音合成、自然语言处理等，运用人工智能技术实现对自助机的语音智能操控，患者可以通过语音来控制自助机办理院内业务，全程操作不需要动手指。这一应用意味着开启了无接触式自助就医的新模式（见图6-3）。

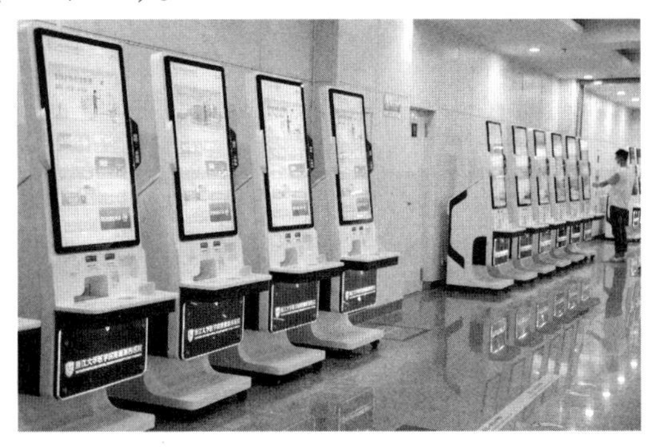

图6-3　无接触式自助服务

图片来源：浙江大学医学院附属第四医院

浙大四院已经针对预约挂号、挂号、取号、缴费等多项业务开通了自助语音服务。患者先通过关键词“你好，浙四”唤醒语音助手，全程操作无需动手指，也无需与机器进行亲密接触。当患者唤醒语音助手后，医院自助机会显示自助开单、医技预约、化验单打印、慢病处方激活、物价查询、病历号打印、手机号码修改、病历补打等模块。患者根据就诊需要说出“我要挂号”“我要挂骨科的号”“我要挂骨科王红医生的号”等指令，语音助手会自动分析并提取收到的语音指令中科室、医生等关键信息，并根据关键信息控制自助机办理业务，在自助机上自动打开患者需要的科室或医生页面，患者选择预约挂号或直接挂号即可。语音取号业务和挂号业务类似，患者仅需要说出想取号的科室和医生，语音助手识别成功后，即可直接取号。在就诊后，患者可对语音助手说出“我要缴费”“我要缴药费”等指令，语音助手解析后会将“办理缴费业务”的指令发送给自助机，自助机根据身份信息判断该患者是否有待缴费记录，若有，则在自助机上显示待缴费记录，患者即可直接缴费。同时医院还推出了22项检验检查自助开单服务，支持微信服务号和医院自助机线上线下两种渠道开单，减轻人工窗口开单压力。

自助语音服务的上线，不仅有效降低了患者之间交叉感染的风险，还为很多不方便操作自助机的人群带来了极大的便利。自助语音功能在易用性、便捷性、准确性等方面还有很大提升空间，未来可以拓展支持的业务种类，满足患者的不同需求，让患者就医更有安全感和信任感。无接触式语音自助服务既有社会效益，患者的满意度提升，也有经济效益，降低了医院的人力成本，提高了资源的利用效率。

【案例6-4】 院内预约和配送服务

随着医院信息化的深入发展,医疗服务水平成为影响医院形象的重要因素。因此,医院不仅要从根本上更新观念,不断丰富优质服务的内涵,提高医疗水平,改善服务流程,还要采取一系列的便民惠民措施,为患者及家属营造更加高效和便捷的就医环境,让患者更舒适、更满意。在常规的诊疗预约中,医院基本实现了全覆盖,但院内的便民服务一直存在导向不明确、流程不规范等问题,患者及家属在院内缺乏除诊疗业务外的其他便利服务。

浙大四院实施的院内预约和配送服务,可以提升患者在院进行非诊疗业务时的便利性以及满意度,提升医院形象以及服务能力,使原本缺乏规范及抓手的便利保障服务得到统一的管理及提升。

该项目通过统一的后台管理配置,提供服务类、购买类、租赁类的便利保障服务,为整体的院内便利保障服务提供统一的服务入口,为医院提供统一的数据管理后台,为用户提供统一的服务体验。

服务类主要涉及护工预约和中药代煎。第一个是护工预约,患者及家属可以通过掌上医院在线申请护工服务,可以选择护理服务类型及服务时间,并在线支付押金;医院工作人员可在线审核护工预约申请,根据患者的需求,制订合适的护理计划并派遣专业的护工提供服务。服务结束后,系统将根据护工录入的实际工作时长及费用类型扣除相关费用,余额将自动返还至用户的支付账户,患者及家属可以核对费用详情,及时反映账单的真实性和准确性。第二个是中药代煎,方便缺乏容器和经验的患者。医院工作人员可登录医院后台管理端设置中药代煎服务价格,患者可在线申请中药代煎服务,录入收件人联系方式及地址信息,在线支付中药代煎费用。中药代煎具有方便快捷、干净卫生、携带和服用方便、保质期长等优势。此外,医院会对代煎业务工作人员进行专门培训,使其积累丰富的经验、掌握科学的煎药方法,以便更好地发挥药效。

购买类主要涉及院内订餐和院内便利购。第一个是院内订餐,医院食堂工作人员可登录医院管理端后台,设置所提供的餐品介绍、餐品价格、服务时间、配送区域等信息;患者通过手机即可进行在线选餐、支付和订单管理;系统具有实时订单播报功能,帮助食堂工作人员快速获知最新下单信息,以便其核对订单内容;下单后,用户可通过移动端、床头屏查询院内订餐的订单,并对其进行管理,住院患者可设置配送病区及病房,实现智能送餐;门诊患者成功在线支付后,食堂工作人员可提前配餐,患者可凭兑换码在食堂快速领餐。医院食堂可根据自身需求,选择是否开通病区配送服务以及是否允许用户在线取消订餐订单。若成功取消订单,系统可自动完成退款,食堂工作人员也可登录管理端,实时查看已接订单详情。订餐结束,食堂管理人员可以通过查看线上销售统计数据调整新的配菜方式,科学合理地进行饮食搭配,助力其智慧决策。第二个是院内便利购,院内商超支持线上下单与支付。院内商超管理员可登录医院后台管理端设置可线上销售的商品,设置包括商品名称、商品图片、商品描述、商品价格等内容。用户可在线浏览商品并下单购买,还可对订单状态进行实时查询。商品交付既支持院内送货,也支持线下扫码自提,可根据院内商超的具体需求进行配置。

租赁类主要是提供轮椅租赁的服务。通过扫码、取车、关锁、还车简单的几步操作，患者便能用手机轻松借还轮椅。医院工作人员登录医院后台管理端，设置轮椅租赁单价、轮椅数量及押金金额，即可启用线上轮椅租赁服务。患者可通过医院在线下单租赁轮椅，支付租赁费用及押金。医院可根据自身需求，选择是否开通订单审核机制，如开通该审核机制，患者下单后需经医院工作人员审核，确认后订单生效。用户归还轮椅后，工作人员可通过扫描二维码快速完成订单，系统将在自动扣除订单费用后，将余额原路返还到用户的支付账户。这样的共享轮椅会根据需求投放在医院的各处，大大满足了老年患者、残障人员以及急危重病人等特殊人群的就诊需求。

推出院内三大便利保障服务后，患者的就医满意度大大提升，医院的管理也逐渐规范化。同时，利用信息化系统，医院可以根据患者的使用频率以及满意度，了解不同厂家、商家所提供服务的质量，加强对此类业务统一规划，方便梳理患者使用端的流程，同时也为医院的业务管理及财务管理提供参考。

【案例 6-5】　全流程智能导检服务

随着生活水平的提高，人们的自我保护意识越来越强，医院的服务质量也越来越受到重视。体检服务已经不再游离于医院的核心业务之外了，它已经成为医疗机构服务大众的主要渠道。面对与日俱增的体检量，体检中心面临着严峻的服务挑战。从医院角度来说，体检中心的占地面积大，体检项目多且布局分散；涉及隐私检查的诊室，私密性较差。从体检客户角度来说，业务不熟悉，不易找到诊室；秩序混乱，出现插队问题；随意放弃体检项目，弃检纠纷频发。

如何使体检各诊室有序排队，特别是易出现“瓶颈”现象的彩超、放射诊室秩序井然，实现全自动“一站式”体检，从而优化体检流程、提高体检质量，是各体检中心急需解决的难题①。为此，浙大四院引入全流程智能导检系统，负责体检客户的全程导检工作。智能导检系统是一个综合的信息技术应用，其实施需要多种硬件设备的支持，如对接视图和主控程序服务器的提供与安装、内外网的开通、强电插座和弱电信息流的预留等，同时还需要医护人员的配合，加强对系统的培训与测试，从而打通各个体检科室之间的合作。

全流程智能导检系统设计理念是结合现实的排队情况，引入神经网络、动态规划、图论等当代人工智能技术，让计算机模拟人的排队行为，从而优化排队秩序，提升体检中心服务能力及质量。系统在计算原则时会考虑各种符合业务需求和体检者感受的因素，如时间优先原则、区域优先原则、特殊人群优先原则、空腹优先原则、核心项目优先原则等。

经过神经网络算法，诊室和诊室之间有向量，通过输入现场、项目、规则、耗时、距离、状态和人员等参数，导检软件会把各个科室维护成一个有向图，并赋予路径权重，为客户指引做好量化标准。

全流程智能导检系统会在安全的网络环境下，和体检软件或 HIS 做对接，获取体检客户的项目信息。在体检过程中，系统应用动态规划等多种手段，实时规划客户的体检路径，让时间、路径、业务逻辑等诸多因素达到合理、合规，从而有序指引用户体检，避免出现体检项目遗漏，让体检中心效率更高②。

① 陈硕，张静波，窦紫岩，等. 体检质量控制综合管理信息平台构建及应用[J]. 中华健康管理学杂志，2019(3)：249-251.

② 刘颖. 大数据下健康管理中心智能导检系统设计与实现[J]. 现代信息科技，2021(6)：9-12，17.

全流程智能导检系统为健康体检管理中心提供全科室、全流程的智能导检系统，该系统包括导检系统主控模块、护士导检平台模块、医生呼叫模块、智能队列分配模块、系统管理模块、终端设备管理模块、自助签到模块、微信科室评价模块、微信导检模块、数据统计功能模块、数据查询模块等。通过合理的引导，如体检项目用时、参与排队导检科室、科室优先原则、项目依赖关系提前确定，优化了体检的流程，帮助体检客户避开拥堵、减少等候的时间，提高了医院的满意度，同时也提高了体检客户对体检结果的准确度。

具体的流程从体检客户进入体检中心前台登记起，系统会根据现场布局、排队情况、检查时间等综合因素进行分析，智能运算和规划，在避免诊室候检人数不均的前提下，告知体检客户第一个体检项目，并同步将该客户排到该诊室的排队队列中，客户只需到该诊室区域等待医生呼叫即可。在首项检查完成后，体检客户无需进行任何操作，可以通过医生告知、微信公众号、诊室外显示屏、自助机查询、导检单提醒和综合显示屏等多种渠道获取下一科室信息，从而减轻导检护士压力，以最合理、快速的方式完成所有的检查项目，同时提供医生呼叫功能，避免了现场的杂乱。体检过程中，客户也可自主选择体检项目的顺序，系统会自动进行切换，通过后台实时分析，重新规划更合适的体检路线，等完成所有体检项目后，客户根据系统提示完成交表，若出现漏检项目，系统无法发放成交单，弃检项目需要客户本人签字确认，扫描存档，以避免纠纷，保证体检全流程的清晰可控。在家属陪同体检时，同行者一同编入同一体检项目，方便家人陪伴老人。

全流程智能导检系统上线后，缓解了体检客户排队时间长、现场环境无序、人文关怀工作不足等问题，有效地保障了体检现场的秩序，提高了体检的饱和程度，推动体检中心服务效率的整体提升。自动实时引导、闭环模式体检等功能让科室检查环环相扣，降低了导检护士的人力成本、减少了漏检现象，大大提升了医院人力、设备、场地的利用效率。充分利用后台统计医生的工作时长以及收集体检客户的满意度等数据，有利于完善对医护人员的绩效考核，为提升质控和学科建设提供各种数据支持。根据医院的问卷调查，采用了新系统之后，医院的导检人员调岗至检前、检中和检后的各个环节，体检客户对体检环境、服务态度、隐私保护和流程流畅性的满意度均高于常规导检系统，医院公众号的关注度显著提升，塑造了良好的医院形象。除了服务效率和客户满意度的提升，医院的专业化程度也有所提高，依靠全流程智能信息化的支撑，利用大数据助力掌握体检全局运行和一手体检流量信息，提供统计报表和分析报告，为医院和客户提供准确及时适用的信息，减少矛盾纠纷，助力智慧决策。智能导检系统还为医院带来了其他综合效益，避免了科室空转和同工不同劳动强度导致的科室内部矛盾，提高了工作效率，营造了舒适、高效、便捷的体检环境，建立了良好的口碑。

健康管理科室在大健康时代将是医院的形象工程，是极其值得关注和加大重视程度的。随着医院硬件自动化程度的不断改进，如引进采血管自动贴签设备等，为体检客户提供更方便、更人性化的服务，改善客户的体检体验，让医院的服务更加人性化、更加有温度。

第三节　案例小结

在本章当中,本书研究团队分别介绍了“一站式”门诊综合服务中心、“一站式”入院准备中心、无接触式自助服务、院内预约和配送服务以及全流程智能导检服务共五个案例。通过这五个案例,读者能够看到在数智技术的赋能下,医院部分医疗流程实现了在线化,部分线下医疗流程实现了简单化,在此基础之上,医疗服务的便利性得到了大大增强。

例如,在“‘一站式’门诊综合服务中心”这个案例中,读者能够看到“一站式”门诊综合服务中心将许多原本分散在医院各栋大楼之间的业务项目汇总在了一个固定的地方,即患者可以在门诊综合服务中心一个区域内进行检查集中预约、诊断证明盖章、检查申请单、病历资料打印、医保药品审批、用印盖章等手续,有效缓解患者因为需要办理各种审核、盖章、咨询业务而来回奔波的问题,协助患者以最便捷的方式完成手续办理,有效缩短就诊时间,进一步提高医院的综合服务质量。而背后使这种“一站式”的服务成为可能的正是医院所依托的强大的信息化平台。信息化技术的深层次应用推进了院内不同信息平台之间的联系和整合,推动了医院信息平台与医保等外部业务平台的信息互联互通,最大限度减少了群众的折返次数,大大提高了问诊就医的便捷性。

在“‘一站式’入院准备中心”这个案例中,读者可以看到“一站式”住院准备中心借助信息化的手段,打通了医院不同业务窗口的信息流通,对不少业务流程进行了再造,精细划分了不同类别的住院业务,采用电子入院证,打造了线上、线下和线上线下联动的三大出入院模块,消除了患者业务办理过程中的障碍。通过采用数据多联动、多流通、患者少跑路的“一站式”自助业务办理方式，为患者提供高效的入院办理方式。患者全程平均三分钟即可完成所需办理的住院业务，减少了排队登记、结算等环节；同时为人工窗口压力减负，有效减少了患者聚集，降低了疾病传播的风险。这些无疑都大大精简了患者的入院流程，给患者和医护人员都带来了巨大的便捷和便利。

在“无接触式自助服务”这一案例中，读者可以看到具备语音交互功能的无接触就医自助机器人可以对患者的语音进行识别，并通过自然语言处理等人工智能技术实现对患者需求的准确识别和智能处理。患者通过关键词唤醒语音助手，全程无需操作手指、无需接触机器，就可以通过语音完成自助开单、医技预约、化验单打印、慢病处方激活、物价查询、病历号打印、手机号码修改、病历补打等操作。与此同时，自助语音服务的上线可以有效降低患者之间交叉感染的风险，也为很多不方便操作自助机的人群带来了极大的便利。无接触式语音自助服务既有社会效益，患者的满意度提升，也有经济效益，降低了医院的人力成本，提高了资源的利用效率。

在“院内预约和配送服务”这一案例中，读者可以看到患者及家属通过掌上医院可以在线申请护工服务，可以选择护理服务类型及服务时间，并在线支付押金；医院工作人员也可以在线审核护工预约申请，根据患者的需求，制订合适的护理计划并派遣专业的护工提供服务。与此同时，在互联网技术的支撑下，院内配送服务的便利性得到明显提高。患者通过手机即可进行在线选餐、支付和订单管理；系统提供实时订单播报功能，帮助食堂工作人员快速获知最新下单信息，核对订单内容；下单后，用户可通过移动端、床头屏查询院内订餐的订单，并对其进行管理，住院患者可设置配送病区及病房，实现智能送餐；门诊患者成功在线支付后，食堂工作人员可提前配餐，患者可凭兑换码在食堂快速领餐。另外，借助医院的信息系统，院内包括轮椅租赁等在内的物资租赁服务也得以在网上实现。这三类依托互联网和信息平台的便利保障服务使患者的就医满意度大大提升，医院的管理也更加规范化。

在“全流程智能导检服务”这一案例中，读者能够看到全流程智能导检系统的上线有效缓解了体检客户排队时间长、现场环境无序、人文关怀工作不足等问题，有效地优化了体检现场的秩序，提高了体检饱和度，提升了体检中心整体的服务效率。自动实时引导、闭环模式体检等功能让科室检查环环相扣，降低了导检护士的人力成本、减少了漏检现象，大大提升了医院人力、设备、场地的利用效率。充分利用后台统计医生的工作时长以及收集体检客户的满意度等数据，有利于完善对医护人员的绩效考核，为提升质控和学科建设提供各种数据支持。与此同时，智能导检系统还为医院带来了其他综合效益，避免了科室空转和同工不同劳动强度导致的科室内部矛盾，提高了工作效率，营造了舒适、高效、便捷的体检环境，建立了良好的口碑。

第七章

数智技术提高医护人员工作效能

第一节　案例背景

正如本书在第三章中所介绍的,数智技术对医疗服务有效性的赋能增强主要体现在其对医护人员工作效能的增强,而这背后所依赖的又是数智技术对医护人员的操作辅助以及对他们的技能增强。近年来,浙大四院大刀阔斧地引入了一批基于前沿人工智能技术的系统或平台,如临床辅助决策系统、医学影像人工智能辅助系统、无人机运送系统等,在相当大的程度上解放了院内广大医护人员的生产力,使他们能够更有效、更投入地为广大病患提供有温度的医疗服务,大大改善了患者的就医体验,提升了患者满意度,也帮助医院提升了口碑和声誉。本书研究团队在浙大四院许许多多的创新性实践当中甄选了五个运用数智技术提高医疗服务有效性的典型案例。接下来,本书将对这五个案例进行介绍。

第二节　案例介绍

【案例 7-1】　临床辅助决策系统

不断提升医疗服务质量和医疗安全是医疗机构持续努力的方向。若将这一目标落实到具体行动上，它涉及临床诊断过程（问诊、体查、辅检、诊断、治疗、健康管理等）的每一个环节，要求医务工作者的每一步操作都安全合规。然而，由于疾病的复杂性，例如，不同疾病之间可能存在某些相同的症状，而医务工作者个人所掌握的知识经验有限，要求医务工作者仅凭借自己的能力将每一个病人所患的病都诊断无误是一项巨大的挑战。此外，考虑到药物的多样性以及患者特征的不同，药物治疗也是一项极其复杂的任务，要求医务工作者仅依靠自己的经验或阅历来为每一位患者提供最合适的药物治疗也是一项很艰巨的挑战。总体而言，阻碍医务工作者做出正确诊疗决策的重要原因是人对信息的存储和加工处理能力有限，而计算机系统在数据存储和处理能力方面具有强大的优势，那么，医疗机构该如何有效利用计算机系统来提升医疗服务质量并保障医疗安全呢？

关于医疗机构利用计算机系统来提升医疗服务质量并保障医疗安全的实践，电子病历（electronic medical record）便是一项典型的应用且早已投入了使用。卫生部和国家中医药管理局印发的《电子病历基本架构与数据标准（试行）》将电子病历定义为由医疗机构以电子化方式创建、保存和使用的，重点针对门诊、住院患者（或保健对象)临床诊疗和指导干预信息的数据集成系统①。虽然电子病历可以对患者信息进行有效储存,并能让医务工作者及时获取到完整、准确的信息,但是它很难主动对信息进行加工,进而辅助临床决策。此外,电子病历主要记录患者的就医信息,不太涉及医学知识库,因此,电子病历也很难在诊疗过程中给出决策推荐。可见,电子病历并不能完全解决人对医疗信息的存储和加工处理能力有限的问题。结合人工智能技术能够对大规模开放式医疗数据进行挖掘分析和建模,基于人工智能技术的临床辅助决策系统很可能可以为医生诊疗全程提供决策支持,助力医疗服务质量和水平的提升②。

为了规范诊疗、辅助临床决策,浙大四院开发了一套基于医学大脑知识库的临床辅助决策系统。该系统基于自然语言处理、知识图谱、深度学习等人工智能技术,对医院的中西医电子病历、处方和医嘱信息、检验结果、影像学检查结论等临床数据以及诊疗指南、医学文献等医学文本数据进行加工,生成符合临床诊疗思维、遵循医生行为习惯的辅助诊疗建议。具体而言,该系统在诊疗过程中通过实时动态推送和静态医学展示两种形式实现智能辅助。

浙大四院的临床辅助决策系统通过实时动态推送实现了对临床诊断过程每一个环节的规范提醒和决策辅助,这主要是为了弥补医务工作者在信息加工处理方面能力有限这一不足。首先,该系统通过实时提醒的方式,给医务工作者推送符合临床诊疗思维的处置和

① 龚黛琛,陈冬连,王继伟,等. 电子病历实施中的问题与对策[J]. 中国病案,2012(1):34-35.
② 孔鸣,何前锋,李兰娟. 人工智能辅助诊疗发展现状与战略研究[J]. 中国工程科学,2018(2):86-91.

建议，规避诊疗不规范、不严谨等问题，减少漏诊和处置不当的情况。其次，在临床诊断过程中，该系统通过智能识别患者的历史病历信息，并结合医学大脑知识库的相关信息，对患者病情进行综合分析，为医务工作者推送最适合患者的问诊和检查项目，这些辅助信息有助于提升医务工作者的临床诊疗水平和服务效率①。最后，该系统还能通过动态检测患者的信息（如性别、年龄、过敏情况、用药情况、禁忌证、适应证、临床表现、检查结果等）对医嘱合理性进行评估判断，对不合理的医嘱发送预警，从而保障医疗安全。

除了实时动态推送，浙大四院的临床辅助决策系统还通过提供丰富的医学知识库来增加医务工作者的医学知识储备，这有助于解决医务工作者个人大脑信息储存有限的问题。该系统囊括了疾病诊疗指南、检验知识、检查知识、药物说明书、临床路径等医学知识，支持医务工作者随时进行知识查询和学习，帮助医务工作者不断提升临床业务能力和增加知识储备。

这套基于医学大脑的临床辅助决策系统以接口方式嵌入医院信息系统，它在保障医疗安全的同时也促进了医疗服务质量的提升。具体而言，在减少漏诊误诊方面，它以实时动态推送的形式引导医务工作者遵循相关的行为规范，提示不合理的医嘱；而在提高诊疗水平和服务效率方面，它主要通过智能分析给出可能诊断、鉴别诊断、推荐检验、推荐检查等辅助决策以及支持医务工作者进行知识查询和学习来实现。根据该系统的功能，可以大胆预测，相比起高年资的医

① 蔡秀军，林辉，乔凯，等. 智能辅助决策支持系统在临床诊疗决策中的应用研究[J]. 中国数字医学，2019(3)：111-113.

务工作者，低年资的医务工作者将更依赖该系统，因为他们个人的经验、阅历不足，意味着他们自己所能调用的医学知识非常有限，此时，他们更需要一个智能的知识库来协助他们完成临床任务。不过，对于高年资的医务工作者，这个系统仍有用武之地，例如，在遇到极其相似的病例时，它可以避免因惯性思维而导致的误诊。毫无疑问，在实现医院的数字化赋能上，临床辅助决策系统正是一个典型的样例，它借助人工智能技术对浙大四院的提质增效发挥了重要作用。当然，需要承认的是，医学大脑的构建是一个持续的过程，临床辅助决策系统受限于数据样本数量和质量，智能推送还有进一步提升的空间。为了让该系统更智能，浙大四院正不断扩充高质量的数据以丰富该系统的“知识图谱”并不断训练其“AI 推理引擎”，且进一步根据该系统的使用者——临床医生的反馈来进行改进。

【案例 7-2】 医学影像人工智能临床应用

随着广大人民群众健康意识的不断提高，重大疾病早筛的意识越来越强，而影像学检查正是疾病早筛的重要环节，因此，需要放射科医生处理的医学影像数据剧增。结合我国医学影像医生供需严重不平衡的现状，以及放射科医生增长数量远不及影像数据增长这一趋势，若一直采用传统的“人工阅片”方式，放射科医生已处于并将长期处于高强度工作状态。持续的高工作负荷不仅直接导致放射科医生没有充足的时间仔细审阅疑难片子，也容易诱发放射科医生精力耗竭、工作倦怠等消极工作体验，而这些都将进一步影响诊断报告的准确性。因此，如何帮助放射科医生有效应对高强度阅片任务已经成为很多医院提升诊断水平的重大挑战。

在传统的“人工阅片”中，大量烦琐的肺结节筛查占用了放射科医生的不少时间。对于每一份肺部 CT 报告，肺结节筛查都要求人眼在几百张断层图像里找到几毫米的结节，而这一任务显然不是人眼擅长处理的，因此，放射科医生需要花费大量的时间在不停翻阅图像找结节上。此外，为了防止漏诊，找完一遍结节后放射科医生通常还会再反复查看图像。而对于大多数放射科医生来说，肺结节筛查是一项专业技术含量低、重复性高的任务，因为这个任务的难点在于找到结节，而能体现放射科医生的诊断水平的部分——对结节的性质进行判断则相对容易。不难推测，当放射科医生的主要工作时间被困于肺结节筛查这样一项烦琐枯燥的任务中时，他们很难找到作为医生的自我价值感、工作意义感。为了将放射科医生从简单重复的任务（如肺结节筛查、骨龄计算等）中解脱出来，使其真正专注于复杂的病例，医院需要借助先进的人工智能技术优化放射科医生的诊断流程。

为了改善传统“人工阅片”的诊断流程，浙大四院提供了一套医学影像人工智能辅助诊断信息系统，该系统通过与区域影像 PACS 系统对接，向各医疗单位提供医学影像人工智能辅助诊断服务。该系统包含了阅片工具模块、个性化配置模块、全肺 AI 模块、胸部平片 AI 模块、骨龄 AI 模块和报告模块，有助于提升放射科医生在肺部 CT 阅片、肺部平片阅片、骨龄计算上的工作效率和质量。

首先，在肺部 CT 阅片上，浙大四院的医学影像人工智能辅助诊断信息系统（见图 7-1）所包含的全肺 AI 模块打破了已有肺部 CT 人工智能系统只能用于肺结节自动筛查的局限，全肺 AI 模块可以用于全肺的多病种检测，包含炎性、结节、肿瘤、肺气肿、肺大疱、胸腔积液、骨折等疾病。因此，除了人工阅片，全肺AI模块提供了病种检测的另一道防线，这有助于减少传统诊断流程中重复看片以检查是否漏诊病灶这一步骤，最终提高放射科医生的工作效率。此外，由于人工智能技术高效、准确、永不疲惫的特点，全肺AI模块在识别小病灶上非常灵敏，这不仅可以大幅缩短放射科医生找小病灶的时间，还可以在一定程度上帮助放射科医生不漏诊病灶，这对于提升放射科医生的工作效率和阅片质量都有助益。在征象检出及定位之外，全肺AI模块还可以通过参与全流程的诊疗管理过程辅助放射科医生的工作，例如，对病灶进行定性诊断，对同一病人的多份报告进行对比分析，输出标准结构化报告等。

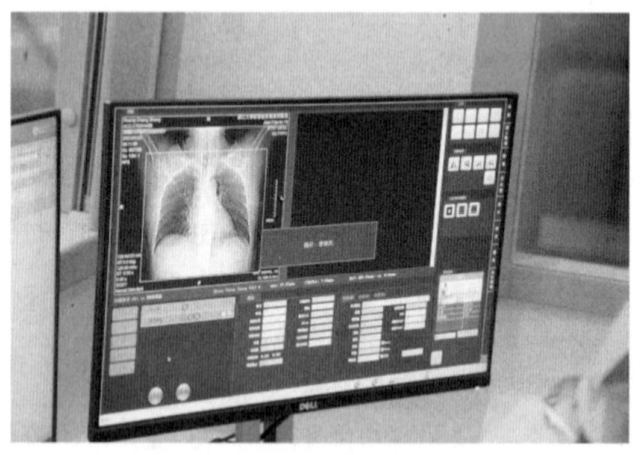

图7-1　医学影像人工智能临床应用

图片来源：浙江大学医学院附属第四医院

其次，在肺部平片阅片上，浙大四院的医学影像人工智能辅助诊断信息系统所包含的胸部平片AI模块采用先进的2D深度卷积神经网络技术和独创的算法模型，能够快速自动检出30余类常见异常病变征象，且AI对每例胸部平片的阅片仅需1—2秒就可以完成。与全肺AI模块类似，胸部平片AI模块既可以通过缩短找小病灶、重复看片以检查是否漏诊病灶的时间来提升放射科医生的工作效率，还可以通过提升小病灶的检出率来提高医生的工作质量。此外，考虑到胸片拍摄质量对阅片质量有着重要的影响，浙大四院的医学影像人工智能辅助诊断信息系统还提供胸部平片智能质控功能，该系统通过智能提示胸片拍摄质量来确保为疾病诊断提供更标准的胸部平片。

最后，在儿童生长发育智能评估方面，浙大四院的医学影像人工智能辅助诊断信息系统所包含的骨龄AI模块采用国际接受度最高的TW3(Tanner-Whitehouse 3)标准以及为中国儿童新修订的RUS-CHN标准，支持对目标骨骺的智能识别、分级以及骨龄计算，为放射科医生评估骨龄及儿童的生长发育情况提供参考。此外，骨龄AI模块还支持自动生成适用于影像科和儿科的结构化图文报告，方便放射科医生直接修改。对于放射科医生而言，骨龄AI模块的这些功能不仅可以帮助他们提高骨龄评估的工作效率、降低阅片及计算的劳动强度，还可以提高诊断准确性。

这套医学影像人工智能辅助诊断信息系统在建设完成投入使用之后很快就为放射科医生的工作带来了明显的改变。从工作结果来看，放射科医生运用该系统之后读片的效率和准确性有了明显的提高，AI辅助医生协同看片的模式也有助于最大限度避免医疗事故的发生。从工作过程来看，放射科医生不再将主要的时间花在烦琐枯燥的肺结节筛查上，而是将更多的时间投入对疑难病例的分析诊断，这不仅有助于提高放射科医生的诊断水平，还有利于放射科医生找到并维持作为医生的自我价值感、工作意义感，使其持续以饱满的状态投入工作。浙大四院仍然在探索如何针对医院的个性化需求对系统进行二次开发，使其进一步为放射科医生赋能，提高其阅片的效率和质量。

【案例7-3】 智慧患者生命体征监护

患者生命体征监测是临床护理的重要工作内容。生命体征是衡量机体生理健康的基本指标，它通常包含体温、脉搏、呼吸和血压。虽然生命体征监测的意义在于通过对生命体征的观察来了解疾病发生、发展和转归的情况，为诊断、治疗提供准确的依据，但是在传统病区的实际工作中，对于大多数护士而言，每天对所负责床位的每位患者进行生命体征测量已变成一个常规事务性的工作任务。换言之，大多数护士将生命体征监测理解为只要每天一次测完并记录好病人的体温、脉搏、呼吸和血压数据即可。那么，该如何让生命体征监测真正发挥对临床决策的辅助作用，并使其助力保障医疗安全和为患者提供有品质的医疗服务呢？

在传统病区，生命体征监测很难发挥对临床决策的辅助作用的重要原因在于“一人管多床”的床护比困境和监测数据的非实时性。一方面，“一人管多床”这一捉襟见肘的床护比困境使护士大多数时间被烦琐的事务占据，很少有时间可以去深度思考自己所记录的生命体征监测数据究竟反映了什么，这对临床诊断有什么启示等相关的问题。另一方面，护士每天对所负责床位的每位患者进行的体征测量属于非实时数据，这很难体现体征的细微变化与病症的变化、病程的判断之间的关系。为了让生命体征监测数据可以为临床诊疗和护理提供智能辅助决策，医院需要借助临床物联网传感技术采集实时非接触数据，并通过信息平台对数据进行筛选和整合，从而形成医疗大数据。

在浙大四院打造的智慧患者生命体征监护场景下，非接触式生命体征采集传感器（智能床垫）、可穿戴式生命体征采集传感器（柔性蓝牙体温贴、柔性蓝牙心电贴、无线蓝牙血氧仪）等创新式医用终端助力实现实时、高精度的生命体征采集监测，而这些数据可以为实施更加精准的临床医学判断提供支撑，最终助力实现智能化、网络化、规范化的临床管理。

首先，智能床垫作为非接触式生命体征采集传感器可以为浙大四院的医护人员提供不少信息。例如，医护人员通过电脑端浏览器或移动平板可以快速全面地浏览整个病区由智能床垫看护的病人状态，并及时根据预警信息采取具体措施。具体到每一位患者，智能床垫也可为医护人员提供关于病人在床还是离床的实时信息，使医护人员能够实时了解病人的动态，当意外情况发生时可及时做出响应。当然，智能床垫也支持病人在床时的心率和呼吸监测，同时支持医护人员设置心率和呼吸的预警阈值，这在一定程度上将医护人员从费时费力的接触式脉搏、呼吸监测中解放出来，使医护人员有更多的时间与病人进行沟通，如健康宣教等。此外，智能床垫还能结合患者在床一定时长睡眠的体动、心率、呼吸等数据，对患者进行睡眠质量的分析，提供睡眠质量报告，帮助医护人员全面掌握患者的睡眠情况，并支持医护人员根据患者的睡眠质量进行治疗的调整优化。对在床时间过长的患者，为了防止其产生褥疮，智能床垫支持在床时长和间隔时长的提醒设置，方便提醒护士及时对病人进行翻身等护理。总体来看，智能床垫不仅充当了病人的半个监护人，所获取的实时非接触性数据更是方便医护人员及时了解病人动态，这些对于提升临床护理效率和医疗服务质量都具有重要的作用。

其次，在浙大四院，多种可穿戴式生命体征采集传感器实现了对病人其他生命体征的实时监测。例如，柔性蓝牙体温贴可以取代传统的水银温度计，它能实现对患者体温的实时监测并记录，方便医护人员了解患者的体温变化进而针对异常体温及时采取治疗措施。柔性蓝牙心电贴不仅在计量精度、有效性上完全媲美传统的血压计，它还拓展了传统血压计无法测量的生命体征领域，如通过心冲击图(BCG)来进行24小时实时心率监测，作为心电监测(点测式，一天2—3次)的重要信息补充和及时预警。此外，无线蓝牙血氧仪在功能上可以替代有创或无创式血氧仪，实时的监测数据能为医护人员提供更多的临床信息，方便其进一步制定临床决策。可穿戴式传感器的蓝牙定位网络可以结合室内地图自动统计和显示各个区域在院患者人数，从而实现电子点名的功能。总体而言，可穿戴式传感器可以将医护人员从传统的生命体征测量中解放出来，并通过提供丰富的实时监测数据为临床决策提供可能的数据支持。

浙大四院的智慧患者生命体征监护管理优化了传统护士工作站的工作方式，将护士从费时费力的生命体征监测工作中解放出来，使其有更多的时间与病人进行沟通，最终更好地保障医疗安全，提供高品质的医疗服务。同时，相较于传统生命体征监测，智慧患者生命体征监护管理可以实现生命体征的实时监测，而这些实时监测数据正是实现临床辅助决策的重要基础。此外，对于患者而言，智慧患者生命体征监护管理改善了以往传统监测方式可能给其带来的不适，如影响其休息等。智慧患者生命体征监护管理还能减小医护人员的暴露风险。浙大四院为了进一步推广智慧患者生命体征监护管理，还需进一步总结出一套与之相匹配的工作体系标准，使智慧监护真正造福患者和医护工作者。

【案例7-4】　智慧护理管理

护理管理是医院管理的重要组成部分之一。就医院的人员构成而言，护理人员占比较大，对医疗服务质量有着重要的影响。从医院的管理程序来看，门诊、病房、观察室、手术室、急诊室和供应室等都包含大量的护理管理工作。此外，护理分系统与其他分系统，如与医生、医技科室、预防保健工作以及总务后勤科室等，都有着广泛的联系。因此，提升护理管理能力是改进医院内部管理，促进医院管理更加科学化、精细化和专业化，改善医院服务质量，提高医疗管理水平的内在要求。

随着科学管理方法的不断普及，不少医院的护理管理也从过去的经验管理逐步转向科学管理。为了科学、高效地开展护理管理，医院的护理指挥系统通常分为两级：一级管理是护理指挥总系统（护理部），它负责全院护理工作的总指挥调度；二级管理是指在护理指挥总系统下有三个分系统，具体包含护理运行分系统（指直接为患者服务的护理部门，包含门急诊、临床科室等）、护理支持分系统（指总务供应、药品器材供应、患者饮食和某些医技科室等）、扩展分系统（一般指护理教学和科研组织)①。然而,在实际的运作中,光有职能等级的分类是远远不够的,因为这并不能代表所有人、所有事都会默认按照顶层设计的模式运转。那医院护理部内部该如何实现科学的管理呢?在实践中,为了帮助医院护理部实现科学有效的垂直管理体系、形成持续改进的闭环管理流程,不少医院上线了医院护理管理系统。

护理管理系统是一个极其复杂的人机交互系统,这一系统从实施到良好使用往往是一个循序渐进的过程。因此,在浙大四院,信息中心按照产品开发的思路,按优先级分模块上线医院护理管理系统,让全院一起使用,在使用过程中收集反馈,不断整改。已上线的医院护理管理系统模块主要解决护理部最关心的两个问题——质控管理、工作安排。

在浙大四院,医院护理管理系统实现了对质控的信息化管理(见图7-2)。管理者可以随时查询各时间段院内的质控问题,并迅速定位到主要问题,这在一定程度上可以加快医院对质控问题的响应速度。同时,管理者也可以随时统计各科质控排名,并用该系统计算月度趋势,方便管理者了解各科质控水平并及时采取管理干预手段。此外,该系统还支持生成各种质控管理分析的图表,这不仅有利于为每月质控安全会议提供丰富的数据和图表材料,还有助于减少相关管理部门过往在质控管理上统计分析的工作量,为相关管理部门充分挖掘质控相关的数据提供了机会,有助于相关工作人员发现对质

① 董建成. 医学信息学概论[M]. 北京:人民卫生出版社, 2010.

控管理有益的信息。总体而言,医院护理管理系统切实提高了护理部质控管理的水平,这最终有利于减少院内的质控问题,提升浙大四院的医疗安全保障水平和医疗服务水平。

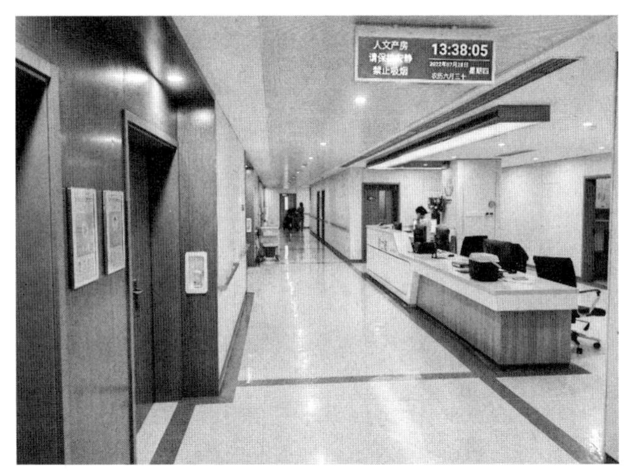

图 7-2 智慧护理管理

图片来源:浙江大学医学院附属第四医院

除了质控管理,浙大四院的医院护理管理系统在护理部的工作安排方面也发挥了重要的作用。结合浙大四院护理部的人员规模,如何制订出合理的工作安排是一项不小的挑战。得益于敏感性指标系统的建设完成,护理部每季度的工作安排得到了明显改善。现在有了这个系统,护理部不再需要耗费一周时间来人工统计并核对各项数据,这在一定程度上也优化了护理部部分工作人员的工作流程,将他们从那些繁杂的数据汇总工作中解放出来,去从事更有价值的工作。此外,应用排班等功能及数据分析,如系统呈现相关护理人员年休情况等,可以为医院人力资源的合理配置提供辅助。总体来看,浙大四院护理管理系统可以提高护理部工作的质量和效率。

浙大四院护理管理系统各模块的逐步上线已经为相关工作人员带来了明显的工作便利，并且有助于进一步提升护理部的管理效率。具体而言，已上线的质控管理模块和工作安排模块优化了护理部相关人员的工作内容，将他们从烦琐的数据统计和分析中解放出来，使其将时间用于更重要的任务。同时，护理管理系统强大的数据分析和呈现能力有助于管理者及时摸查各科情况，必要时给予及时的管理干预。结合护理管理对医院管理水平的重要影响，不难发现，护理管理系统的上线最终有助于保障医院为广大群众提供优质、可靠、高效的医疗服务。浙大四院的护理管理系统仍处于各模块分步上线、在过程中跟踪整改的阶段，因此，需要承认的是，该系统还有持续改进的空间。例如，护理管理系统的应用是通过电脑端设备完成的，但随着移动应用概念的普及，后续信息中心将考虑通过移动端应用拓展更多业务场景，使这个系统深度嵌入护理人员的日常工作，进一步帮助护理人员提升工作效率和工作质量。此外，护理管理系统主要还是按“计划、执行、整改”的管理思路进行总体设计，它还是一个“顶层设计，底部执行”的管理思路，缺少了对数据进行建模分析并进一步预测的板块。随着这个系统存储的数据越来越庞大，如何运用该系统的数据来更好地服务于护理管理将成为愈发重要的问题。结合人工智能技术对于数据的强大挖掘能力，未来信息中心将考虑在该系统中融入人工智能技术，以期为护理部的管理决策提供建议或参考，从而进一步增强护理管理系统对护理部的赋能。

【案例 7-5】 无人机运送服务

在医疗系统中，配送是极为重要的一个环节。关键的样本、组织、药品等，需要在准确的时间，递送到对应的人员手中。在我国，医务工作者工作强度普遍偏大，工作时间普遍偏长，而这也一定程度上影响了医疗物品递送的时效性与准确性。如何借助智能技术，减少医务工作者递送医疗物品的工作量，使其能将精力更多地放在诊治病患的其他方面，同时大大提升递送的时效性与准确性，是当下急需改进的一个方面。

近年来，国家卫生健康委深化医疗体制改革，逐步推进县域医共体建设，提升乡村医疗服务质量。简单的病例可以在乡村医院直接诊疗；复杂疑难病例可以通过远程会诊等技术由上级医院协助共同诊疗。在此过程中，由于部分乡村医疗设施的不完善，往往需要在不同医院之间递送样品和医疗物资等。以往这种递送经常需要专人专车递送，受限于道路、人员等资源，递送频率往往是以天为单位，易引起患者病情诊治的延误，造成严重后果。

为此，浙大四院引入了智能医疗无人机配送专线——服务于医疗机构（包括第三方检测实验室）间的空中即时物流专线，用于与医共体福田院区及其他医疗单位间配送医疗样品和物资，如检验样本、病理切片、紧急药物、手术物资等，在实现医疗资源配置有机调整的同时，降低交通和人工成本。

根据配送需求，浙大四院分别在两院区间建立了迅蚁 RH1 智能无人机配送枢纽站（见图 7-3）。该枢纽站仅需约一个停车位大小的占地空间，在满足净空条件的情况下，即可实现智能无人机的起降。

院区还配备了RA3多旋翼物流无人机，用于医疗物品的递送。该无人机配送专线单次可运送高达5kg的物品，运输距离达20km，支持7×24小时不间断运行，且在运行过程中无需人为遥控，即可实现全自动起降与运输。无人机配备了IMU、GPS、双目摄像头、超声波雷达等多种传感器，用于感知外部环境，其搭载的计算机在对传感器信息汇总处理后，可以进行合理决策与控制，并根据实际运行中积累的数据不断改进决策算法，提升适应能力。在运行过程中，无人机会自主规划路线，自主调度，遇到障碍物能主动避让和绕路，以最高45km/h的速度运输物品，既保障了运输物品的安全性，又可避免因堵车等道路问题导致物品运输不及时，大大提升了运输的时效性。同时，无人机在雨雪天及6级大风天也能安全稳定运行，这是人工运输无法比拟的。对于紧急的医疗事件，检验样品、诊断结果与药品资源每提早一秒到达，都有可能挽回一个鲜活的生命，而无人机专线能快速递送样本和药品资源，在这方面有着得天独厚的优势。每一架运行中的无人机都由远程安全员通过云端平台实时监控，以便在出现突发状况时人为接管无人机，确保无人机安全到达目标点。一名安全员可以同时监控10—20架无人机，大大提升了物品运输的效率。此外，无人机还可通过5G网络连接到云端，数据传输速率可达10Gbps，便于安全员实时获取无人机状态及周围环境数据，以及进行无延迟的干预控制。该无人机还装配了特制的医用恒温货箱，用于对血液、疫苗、药物等特殊物品在运输途中的保温。

浙中首条—浙大四院5G医疗无人机运输航线开通

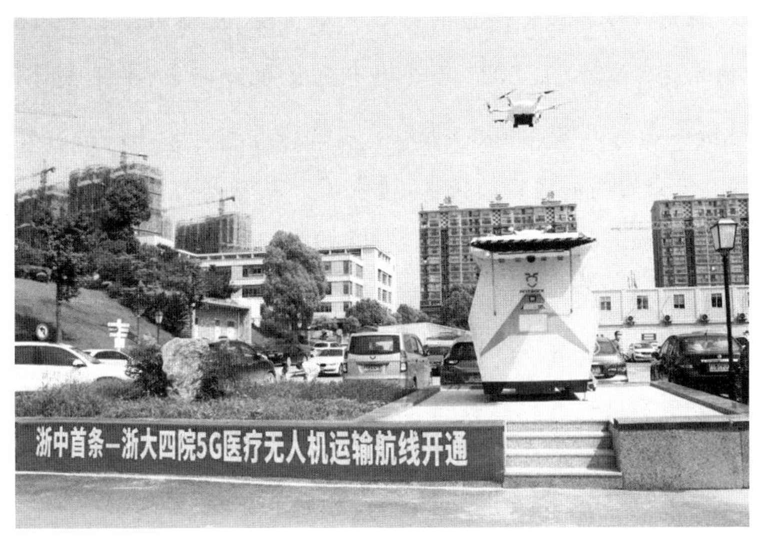

图 7-3 智能无人机配送枢纽站

图片来源:浙江大学医学院附属第四医院

浙大四院搭建的医疗无人机物流运行网络建立了医共体单位之间的快速运输通道,让医疗机构间的业务协同从“信息即时互联”升级为“物资即时互联”。相较于传统的车辆运输,无人机配送专线的优势主要体现在两个方面:一方面,物流无人机在运行过程中不需要人力干预,可以实现全自动化即时配送,因此,它不需要设置专职运输人员,对医护工作者不会增加额外负担;另一方面,物流无人机不受道路交通的影响,可实现物品的快速递送。从具体数据来看,无人机运送服务可以实现两个院区之间递送物品,全程仅耗时 6 分钟,且不占用公共道路资源,无污染气体排放;而传统的车辆运输,相同的路程需要花费约 20 分钟。可见,无人机配送可以节省一半以上的运输时间,这使其在公共卫生应急、急诊抢救等方面可以发挥重要作用。浙大四院作为义乌市的核心三甲医院，在临床工作中有许多医疗物品运输需求，自 2021 年 5 月开通该航线以来，半年累计运行近 700 架次无人机进行配送，满足了大量患者和医务工作者对于高效、准时、安全的物品运输的需求，得到了一致好评与认可。该医疗运输无人机的加入使下级医疗单位的医疗服务能力显著增强，多级医疗单位共同合作，分级诊疗，大大提升了诊疗效率与准确性，平衡了不同院区的医疗资源，极大地改善了患者健康水平与满意度，推进了我国紧密型县域医共体建设进度。未来，该无人机配送专线还将落地浙四医共体廿三里院区、双江湖分院区及医联体单位等，以造福更多的医疗工作者与患者。

第三节　案例小结

本章分别介绍了临床辅助决策系统、医学影像人工智能临床应用、智慧患者生命体征监护、智慧护理管理以及无人机运送服务共五个案例。通过这五个案例，读者能够理解数智技术对医疗服务有效性的赋能增强主要体现在其对医护人员工作效能的增强，而这背后所依赖的又是数智技术对医护人员的操作辅助以及对他们的技能增强。

例如，在“临床辅助决策系统”这一案例中，读者能够看到临床辅助决策系统基于自然语言处理、知识图谱、深度学习等人工智能技术，对医院的中西医电子病历、处方和医嘱信息、检验结果、影像学检查结论等临床数据以及诊疗指南、医学文献等医学文本数据进行加工，生成符合临床诊疗思维、遵循医生行为习惯的辅助诊疗建议。临床辅助决策系统通过实时动态推送实现了对临床诊断过程每一个环节的规范提醒和决策辅助，弥补了医务工作者在信息加工处理能力上的不足。与此同时，临床辅助决策系统通过医学知识库来增加医务工作者的医学知识储备，有助于解决医务工作者个人大脑信息储存有限的问题，可以帮助医务工作者不断提升临床业务能力和增加知识储备。总的来说，临床辅助决策系统的应用能够在保障医疗安全的同时促进医疗服务质量的提升。

在“医学影像人工智能临床应用”这一案例中，可以看到已经投入使用的医学影像人工智能辅助诊断信息系统所包含的全肺 AI 模块打破了已有肺部 CT 人工智能系统只能用于肺结节自动筛查的局限，并能够用于全肺的多病种检测，包含炎性、结节、肿瘤、肺气肿、肺大疱、胸腔积液、骨折等。因此，除了人工阅片，全肺 AI 模块提供了病种检测的另一道防线，有助于减少传统诊断流程中重复看片以检查是否有漏诊病灶这一步骤，最终提高放射科医生的工作效率。与此同时，这套医学影像人工智能辅助诊断信息系统在建设完成投入使用之后很快就为放射科医生的工作带来了明显的改变。从工作结果来看，放射科医生运用该系统之后读片的效率和准确性有了明显的提高，AI 辅助医生协同看片的模式也有助于最大限度避免医疗事故的发生。从工作过程来看，放射科医生不再将主要的时间花在烦琐枯燥的肺结节筛查上，而是将更多的时间投入对疑难病例的分析诊断，这不仅有助于提高放射科医生的诊断水平，还有利于放射科医生找到并维持作为医生的自我价值感、工作意义感，使其持续以饱满的状态投入工作。

在“智慧患者生命体征监护”这一案例中，读者可以看到非接触式生命体征采集传感器、可穿戴式生命体征采集传感器等创新式医用终端助力实现了实时、高精度的生命体征采集监测，而这些数据可以为实施更加精准的临床医学判断提供支撑，最终帮助实现智能化、网络化、规范化的临床管理。通过优化传统护士工作站的工作方式，智慧患者生命体征监护系统将护士从费时费力的生命体征监测工作中解放出来，使其有更多的时间与病人进行与病情相关的沟通，最终更好地实现医疗安全保障，以提供高品质的医疗服务。相较于传统生命体征监测，智慧患者生命体征监护管理可以实现生命体征的实时监测，而这些实时监测数据正是实现临床辅助决策的重要基础。对于患者而言，智慧患者生命体征监护管理改善了以往传统监测方式可能给其带来的不适，从而有助于改善患者的就医体验。

在“智慧护理管理”这一案例中，读者可以看到智慧护理管理系统实现了对质控的信息化管理，管理者可以随时查询各时间段院内的质控问题，并迅速定位到主要问题，这在一定程度上可以加快医院对质控问题的响应速度。质控管理模块和工作安排模块优化了护理部相关人员的工作内容，将他们从烦琐的数据统计和分析中解放出来，使其将时间用于更重要的任务。同时，护理管理系统强大的数据分析和呈现能力有助于管理者及时摸查各科情况，必要时给予及时的管理干预。结合护理管理对医院管理水平的重要影响，不难发现，护理管理系统的上线最终有助于医院为广大群众提供优质、可靠、高效的医疗服务。同时也可以预期，结合人工智能技术对于数据的强大挖掘能力，未来的智慧护理管理系统将能为护理部的管理决策提供更加充分有效的建议或参考，从而进一步增强护理管理系统对护理部的赋能。

在“无人机运送服务”这一案例中，读者可以看到无人机配送专线在两方面的优势:一方面,物流无人机在运行过程中不需要人力干预,可以实现全自动化即时配送,因此,它不需要设置专职运输人员,不会给医护工作者增加额外负担;另一方面,物流无人机不受道路交通的影响,可实现物品的快速递送。借助无人机运送服务,医疗机构间的业务协同从“信息即时互联”升级为“物资即时互联”,这不仅能大大节省医院的人力投入,还能够大大降低时间成本,使公共卫生应急、急诊抢救等都可以获得赋能。

第八章

数智技术提高医疗服务质量及安全性

第一节　案例背景

正如本书在第三章中所介绍的，数智技术对医疗服务安全性的赋能增强主要体现在其对医院安全预防管理以及事后应急及整改管理上的优化完善。在这两个方面，浙大四院最近五年推出了相应的管控系统，其中包括医务资质的授权管控系统、手术的智能化行为管理系统、医疗不良事件上报系统、智能住院管理系统等。这些系统的采用大大加强了医院医务部对于医疗风险的防范以及对于医疗差错、事故或不良事件的处置应对。在众多运用数智技术提高医疗服务安全性的创新性案例当中，本书研究团队选择了五个最具代表性的案例。接下来，本书将对这五个案例进行介绍。

第二节　案例介绍

【案例8-1】　医务资质授权管控系统

众所周知，医疗服务是专业性极强的一种服务。医疗服务的本质即医务人员借助一系列医疗手段，如医疗器具、设备、药物等，对病患施以诊断、治疗、护理等的过程。由于医疗服务的对象是人的身体，医务人员在服务过程中大大小小的操作对最终的服务结果都发挥非常重要的作用，直接影响医疗服务的质量和安全，关系病患的身体健康。考虑到医务人员的专业性在医疗服务中的重要作用，加强对医务人员资质的管理从而保证由符合专业资质要求的医务人员开展或实施其资质允许的医疗操作，对于保障医疗服务的质量和安全有着至关重要的作用。

对医务人员的资质管理从本质上说是对资质授权这个过程进行管控。一般来说，医务人员资质授权的管控范围包括处方授权（普通处方、急诊处方、抗菌药物处方、麻醉和精神类药物处方等）、手术授权、麻醉授权、输血授权、腔镜授权、介入授权、特殊检查授权（超声检查、放射检查、内镜检查、血管造影检查、病理检查、核医学检查等）、危重病人高风险诊疗操作授权等。而除了这些授权内容，医疗服务过程中关键环节的管控在医务资质管理的全流程中也具有至关重要的作用。以手术为例，一台手术实施的全过程会涉及术前的医师资质审核、术中的资质监管以及术后的资质复核。在这个过程中，医院的医务部需要高效并准确地完成对参与手术医师资质的核验，并对任何资质不符的情况实施紧急预警、拦截或提醒。所有这类管控操作均需要兼顾快捷性和准确性，这就需要有一个功能强大且效率一流的医务资质授权管控系统。然而，我国绝大多数的医疗机构在医务资质授权管控方面还是更多依托传统的纸质表单方式对医务人员的档案、医务流程中的资质审批等进行管控，往往还受限于医务人员档案管理的不规范、更新不及时、医务流程中权限控制不严格、操作记录不完整等问题，使资质授权管理的效率和准确性得不到保证。

在这样的背景下，浙大四院的医务部与信息中心开展合作，结合医院在实际运行中识别出的一系列难点和痛点，基于医务资质授权管控过程中涉及的重要信息和流程，建立了符合医院实际需求的医务资质授权管控系统，通过数字化的手段规范对医务人员的管理，并通过对医务资质的有效管控提升医疗服务的质量。这套医务资质授权管控系统的原理和功能是怎样的呢？总的来说，这套系统大致分为两个部分，分别是以医生的资质信息为主要内容的医务资质管理系统以及围绕手术实施过程所设计的医务资质授权系统。

首先，医务资质管理系统是一个以医生的各类资质信息为主要内容的信息平台，记录和保存了医生的资质档案等信息。这些信息包括医师个人基本信息、医师执业资质信息（如医师资格证书、执业证书、专业技术职务信息等）、医师的手术和操作权限、医师专项资质（如人类辅助生殖技术资质、产前筛查资质、放射资质等）、医师专项权限（如普通处方权、抗肿瘤药物处方权、住院医嘱权限、心脏复苏权限、经皮气管切开权限、呼吸机操作权限、临床用血权限等）、医师专科资质（如 PCR 监测培训证书、艾滋病实验诊断技术资格、生物安全上岗证等检验科资质，组织学报告审核、术中冰冻诊断报告资格等病理科资质，普通 X 射线上岗资格、CT 上岗证、MR 上岗证等放射科资格，临床医师上岗证、药物调配权、药物审方权等药剂科资质，三级麻醉操作资格、无痛胃肠镜操作资格、无痛分娩操作资格等麻醉科资质，血液透析合格证书、腹膜透析合格证书等肾病科资质，心理治疗资格等精神卫生科资质等）、医师培训记录、医师考核情况、医师负面清单、医师继续教育情况、医师外出进修情况、医师学术职务信息、医师科研项目信息、医师论文信息、医师年度体检报告、医师员工保健信息等 16 类资质信息。每个医务人员负责对自己的资质档案信息进行录入与维护，在此基础上由科室负责人负责审核，最终由医院医务科专人进行终审。终审完成后所有的资质档案信息不再允许被修改，如有资质到期的情况，系统会自动提前发出预警，以确保资质信息的及时更新。依托这样一个信息完备的医务资质管理系统，医务部可以非常高效地实现对医师资质的快速提取、评估以及审核，提高了医务管理的效率。

其次，医务资质授权系统是一个基于手术的实施流程而设计的资质权限管控系统，其主要用于对手术资质的授权管控。以一台手术的实施为例，手术之前由医生开具手术通知单，此时系统将自动关联医生的工号，并快速在资质管理系统中匹配与手术名称对应的手术资质信息（如医师技术档案等），如果符合条件，即医师具备实施此台手术的资质权限，则进入手术实施环节，否则资质授权系统将对手术进行拦截。在手术实施的过程中，麻醉科和手术室的医务人员负责进行事中监管，会核验手术通知单上注明的手术信息，并将之与实际的手术进行确认，如发现不符情况则有权暂停手术并上报医务部。手术完成之后，手术室医务人员将在系统中录入手术信息，此类信息在保存时将再次复核此台手术与相关资质是否匹配，并在发现违规情况时即刻上报医务部。与此同时，医务人员在手术完成后也会在系统上登记主刀医生工号、病历号、手术名称、手术日期等信息，而这些信息也将以医师技术档案的形式在资质管理系统中同步保存。随着医师所实施的手术数量不断增加，其所开展的手术例数、手术质量（如并发症发生率、非计划再次手术等）、手术效果（如治愈率、好转率等）等信息将会作为手术资质信息的一部分被记入医师的资质档案，从而使资质管理系统能够及时更新医师的最新资质情况。

这一功能强大的医务资质授权管控系统得以建立与医院的数字化建设特别是数据库建设是分不开的。这样一套资质授权管控系统整合了资质档案管理、手术操作权限管控、统计分析、开放平台等功能，涵盖了累计16类资质信息模块，基本覆盖了全院所有临床相关人员的资质授权管理。通过数字化的授权管控，医院的医务部能够确保只有获得资质授权的人员才能开展相应的医务工作，杜绝了超权限操作等问题的发生，从基础层面保障了医疗服务的质量和安全。与此同时，这套系统考虑到了许多医务资质的时间有效性特点，内嵌了资质预警提醒等功能以实现对医务资质的动态更新完善，从而使动态医务资质授权管控成为可能，进一步保障了医疗服务的质量和安全。

【案例8-2】 手术行为智能化管理

手术是医院提供的所有医疗服务中最为重要的一种。在医院的质量和安全管理中，手术因其重要性一直以来被视为最关键的管控内容。很多种类的手术在操作上较为复杂，同时在实施过程中有各种不可预知的潜在风险，所以手术的实施对参与手术的人员、手术过程中所使用的器具、手术室内部的环境等都有非常严格的要求。相应地，一台手术全过程涉及人员的行为操作也就关系着这台手术的质量和效果。因此，如何对手术室内人员的行为操作进行科学有效的管理就成为很多医院在质量和安全管理方面的一个重大挑战。

在实践当中，由于不少医院在手术行为管理方面还比较薄弱，如还没有制定标准化的操作流程、缺少对过程环节的细化梳理、缺少对手术室人员的作业培训等，手术室中还普遍存在行为不规范的问题，而这些问题也在不同程度上影响手术的有效性以及安全性。实际上，在手术室中出现的不合规行为都是一些容易被人们忽视的行为，如无关人员进入手术室、手术衣鞋等物品的错领或混用、设备物品的不当保管等。而恰恰是这类问题会经常干扰或影响手术的进行。当然，出现这类问题绝大多数是因为参与手术人员的粗心马虎。所以，手术室内人员行为管理的本质也就在于通过某些手段降低人们粗心犯错的概率，而这一目标是可以通过数字化和智能化的途径来实现的。

针对手术行为的管理，浙大四院提出的解决方案是一套手术行为智能化管理系统。这套系统整合了实时监控、物联网、射频识别(RFID)、行为管理平台等技术，针对手术室人员的准入控制、手术衣鞋等物品的派发分配、手术衣鞋等物资的闭环管理等实现了数字化和智能化管理。具体而言，该解决方案主要包含了人员行为规范、手术衣鞋自动派发、更衣更鞋柜自动分配、手术衣鞋等物资闭环管理等几个模块。

首先，在人员行为规范管理方面，浙大四院的手术行为智能化管理系统应用了处于国内领先水平的行为监控仪，通过摄像头实时监控手术室的各个出入口，实时获取每一位手术人员的身份及位置信息，实现了对手术室人员流动的实时管控和可追溯管理，避免出现无关人员进入手术室的问题，降低了手术室交叉感染的风险。

其次，在手术衣鞋自动派发环节，浙大四院的手术行为智能化管理系统设置了24小时无人值守的智能自助领衣领鞋站，实现了手术衣鞋与手术人员的一一绑定，并能追溯每一套手术衣鞋的流转状态。这样一个智能自助领衣领鞋站的设立，从根本上改变了传统的人工发放手术衣鞋的管理模式，在提高物品发放效率的同时也降低了人为出错的概率，从而大大改善了手术衣鞋在传统人工管理模式下的问题，规范了手术参与人员的行为。

再次，浙大四院的手术行为智能化管理系统还配置了一套智能化的自助更衣更鞋柜。这一智能更衣更鞋柜可以收集并记录各手术人员的年龄、身高、出入频次等信息，并基于这些信息智能化地为参与手术的人员特别是那些非常驻手术人员实现个性化的柜门分配，使这些人员能够更加舒适、便捷地使用更衣更鞋设备，有效提高更衣更鞋的效率。

最后，针对手术室内设备物品的管理，浙大四院的手术行为智能化管理系统借助射频识别芯片（RFID）以及物联网技术对手术室内的衣鞋、工具、设备等实现了闭环管理，即限制了这些手术室内物品在未经许可的情况下离开手术室，从而助力实现手术室内人员和物资的双闭环管理，系统性地提高了手术室的安全管理水平，同时通过记录和追踪有效地降低了手术室内物品的损耗，节约了手术室和医院的管理成本。

这套手术行为智能化管理系统在建设完成投入使用之后很快就为浙大四院的手术室管理带来了非常明显的改观。智能监控的采用有效防范了非必要人员进入手术室，规范了手术室人员出入管理，对降低交叉感染风险起到了巨大的促进作用。手术衣鞋自助派发站的设立有效优化了手术人员的术前准备流程，在节省了以往人工发放时所需要的人力成本的同时大大减少了更衣更鞋人员的等待时间，提高了术前准备工作的完成效率。与此同时，借助射频识别等物联网技术实现对手术衣鞋等重要物资的可追溯管理也充分满足了手术室关键物品在闭环管理方面的需求。在医院的手术室采用该系统一段时间以后，通过对工作人员的调查发现，手术室内工作人员在管理手术室行为方面的工作量大大减少，手术室的运行效率明显提高，同时差错率和事故率也大大降低。毫无疑问，在智能监控、物联网、智能自助机器等一系列先进数字化设备的赋能下，浙大四院手术室内的手术行为管理实现了数字化和智能化，这直接提高了工作效率。更重要的是，这些数字化和智能化的手段使人与物品的准确匹配、人与物品的闭环管理、物资的可追踪管理等均成为可能，而这些有力地确保了手术的质量和安全，避免了医疗差错和事故的出现。浙大四院仍然在探索如何将手术行为智能化管理系统与医院的其他信息系统实现对接，从而进一步促进智慧医院、智慧手术室的综合建设。

【案例 8-3】 病历质量控制管理

病历，又名病案、病史等，是医务人员对患者来医院进行一系列医疗活动的过程记录，是记录医疗行为的载体。病历中所包含的数据记录了患者在医院接受诊断和治疗的全过程。这些诊疗记录对患者及其家人来说是帮助其了解病情的重要信息来源，对医院来说是医疗质量管理数据信息的主要来源，是医院开展医疗质量评价以及医疗绩效考核的重要依据，在医院的医疗、科研、教学、管理等方面同样发挥着十分重要的作用。病历数据在医疗纠纷处理、医保理赔等事务中也是重要的辅助材料。我国历来重视对病历的质量控制管理。例如，2018 年 10 月起施行的《医疗纠纷预防和处理条例》①要求医疗机构及其医务人员应当按照国务院卫生主管部门的规定，填写并妥善保管病历资料；国家卫生健康委办公厅 2021 年发布了《病案管理质量控制指标（2021 年版）》②，要求采用信息化手段加强指标信息收集、分析和反馈，指导医疗机构持续改进病案管理质量。随着医疗行业越来越注重规范和质量，国家对病历数据的质量控制提出了越来越高的要求。近年来，数字化和智能化的病历质量管理模式正逐渐成为各级医疗机构开展医疗服务改革的新趋势。

病历管理中的数字化和智能化首先是通过病历的电子化实现的。近年来，绝大多数的各级医疗机构普遍采用电子病历。尽管电

---

① 中国政府网. 医疗纠纷预防和处理条例[EB/OL]. (2018-08-31) [2022-04-20]. http://www.gov.cn/zhengce/content/2018-08/31/content_5318057.htm.

② 中国政府网. 国家卫生健康委办公厅关于《印发病案管理质量控制指标（2021 年版）》的通知[EB/OL]. (2021-01-21) [2022-04-20]. http://www.gov.cn/zhengce/zhengceku/2021-01/21/content_5581629.htm.

子病历的采用极大地提高了病历的书写效率,减轻了医护人员的工作负担,但这也带来了许多新的问题①。例如,许多医生在书写病历的时候复制粘贴信息的问题比较突出,这导致病历的缺陷率比较高。如果有缺陷或问题的病历在病历的质量管控环节没有被识别出来的话,就有可能为医疗差错和事故纠纷留下隐患,同时也不利于增强病历数据库的准确性,长远来看会影响医院的医疗质量管理。考虑到这些隐患,在不少医院如火如荼开展数字化和智能化建设的大背景下,如何通过数字化和智能化的技术手段有效加强电子病历的质量控制管理就成为医院在医疗服务质量及安全提升方面的一个重要内容。

面对这一严峻挑战,浙大四院的解决方案是由医务部和信息中心合作开发一个基于人工智能技术的AI病案质量控制管理系统。这一系统通过电子病历的智能化质量管控,可以实现病历的事中监管,强化对病历的内容质量审核,并进而提高病案数据质量和质量管控的效率。具体来说,浙大四院的这套AI病案质量控制管理系统利用了自然语言处理、深度学习、知识图谱等先进的人工智能技术,通过运行质控和终末质控对全院的病历文书从完整性、时限性、逻辑一致性、合规性等维度进行审核评分,从源头提升病历质量。

在运行质控环节,这套系统对接医生工作站,能够动态监测患者病情并对病历文书进行缺陷查找和提醒,在不干扰医生工作流程的前提下对医疗行为进行事中监管,从病历的生成方面管控质量、减少

① 王桂兰. 关于提升医院电子病历档案管理水平的思考[J]. 卷宗,2021(27):106-107.

差错。在终末质控环节，这套系统能够对归档的病历进行智能化的缺陷查找，并形成缺陷报告推送给用户，从而实现对有缺陷病历的及时排查和纠错，保证病历的数据质量。值得一提的是，这套病历质量控制管理系统能够在对全院的病历文书进行数据挖掘分析的基础上自动形成可视化的病历质量分析图表，通过直观的形式呈现甲级病案率、病案首页完善率、模块缺陷占比、关键条目缺陷率等重要的病历质量指标，从而为医院的管理层提供决策支持。

那么功能如此强大的一套系统在技术层面是如何得以实现的呢？众所周知，由于不同的医生在书写病历时的表述风格和习惯存在个性化的差异，病历在内容风格上往往存在比较大的差别。而这在数据层面则表现为病历数据的结构具有多样性和复杂性的特点，这也就意味着对病历进行内容分析是有难度的。针对这些挑战，浙大四院采用的这套系统利用了自然语言处理和机器学习等人工智能算法，具备文本提取、分词、语义关联和分析等功能，能够实现对电子病历文本的识别以及语义理解，并能参照国家病历质控的相关标准和规范，针对病历完整性、时限性、合规性、逻辑性等质控要点，对病历进行质控审核、评分统计等，从而有效提升病历的质量。

在应用了这套病历数据质量监控管理系统之后，浙大四院的病历质控从人工手动抽查10%病历的传统方式升级为每天的自动机器质控。质控人员只需每天核查机器质控的结果即可，实现了全院病历质量管控的100%覆盖。通过智控系统多维度和全范围的审核，院里临床医师准确书写病历的意识得到了强化。与此同时，病历数据质量管控系统使医院各个科室的病历质量情况（如病历质量评价分数、模块缺陷占比数、条目缺陷占比数、31日再入院病人数等)能够以可视化的方式动态呈现,这使医院的管理者可以及时了解各个科室在病历质量方面存在的突出问题,有助于医院及时实施精细化管理和改进。总的来说,浙大四院所开发建设的这套病历数据质量监控管理系统借助数字化和智能化的手段,充分赋能医院的智慧管理,特别是为医院的临床管理和医务管理提供了切实有效的质量及安全管控平台和工具。在采用这套系统之后,医院每天产生的大量病历在源头上实现了质量把关,在归档前被再次审核,这在很大程度上确保了病历信息的准确性,有助于医院服务质量和安全性的提升。

【案例8-4】　医疗不良事件报告系统

医疗不良事件指的是在医院运行过程中或临床诊疗活动中出现的任何可能影响病人的诊疗结果、增加病人痛苦和负担,并可能引发医疗纠纷或医疗事故的事件。医疗不良事件的发生,不仅会给病人的身心健康带来损害,影响医疗工作的正常运行,还可能会危害医务人员的人身安全。医疗不良事件一般分为四类:第一类是警告事件,包括患者非预期的死亡或非疾病自然进展中的永久性功能丧失;第二类是不良后果事件,包括因诊疗活动而非疾病本身造成的病人机体与功能损害;第三类是未造成后果的事件,包括发生了错误事实但尚未给病人机体和功能造成任何损害的事件;第四类是隐患事件,即存在安全隐患但因及时发现错误未形成事实的事件[①]。2020年,国家卫生健康委组织修订印发《三级医院评审标准(2020版)》针对“医

① 医疗不良事件定义及分类[J].中国卫生质量管理,2014(4):28.

疗安全风险防范”提出了明确规定，必须以减少诊疗活动对患者的伤害为目标，建立医疗质量（安全）不良事件信息采集、记录和报告相关制度和激励机制，并需对本院医疗质量不良事件及管理缺陷进行统计分析、信息共享和持续改进①。由此可见，医疗不良事件的报告和管理是医院提升医疗质量和安全方面的重要举措之一。从管理的角度来说，对不良事件的采集、记录和分析，有助于识别医疗服务中的安全隐患和潜在风险，有助于医院及时进行查缺补漏并改进医疗质量，从而确保医疗安全。

浙大四院自建院以来就非常重视医疗不良事件的上报和管理工作，并且很早就自主研发建立了医院不良事件上报和管理系统。然而随着医院精细化管理的要求提高，以往系统的一些弊端逐渐暴露出来，包括统计及追踪功能缺失、上报流程过于复杂、部分上报需要重复填报信息等，在很大程度上降低了医疗不良事件的上报效率，也阻碍了医院针对医疗服务中存在问题的及时改进，增加了医疗服务中的隐患和潜在风险。基于这样一个背景，医院的信息中心联合医务部于2021年1月开发上线了新的不良事件管理系统，在许多方面解决了旧系统存在的诸多弊端和问题。这一新系统的功能主要体现在以下几个方面。

第一，新系统按照浙江省质控平台上报要求重新设计了新的医疗不良事件类型及要素，包括共21种不良事件类型，增加了模块化

① 中国政府网. 国家卫生健康委关于印发《三级医院评审标准（2020年版）》的通知. [EB/OL]. (2020-12-28) [2022-04-20]. http://www. gov. cn/zhengce/zhengceku/2020-12/28/content_5574274. htm.

上报的选择项，使填报者在填报过程中能够自动导入患者信息以及填报者信息，并能快速勾选相应的不良事件模块，使填报人员能够便捷快速地完成上报，大大简化了上报流程。

第二，医疗不良事件的填报人在上报事件之后，系统会把上报事件以短信的形式推送至相关人员和部门进行审核处理，相关人员和部门可直接填写处理审核意见，系统根据反馈意见驳回或直接进入下一步处理审核流程①。与此同时，相关人员和部门也可以根据质控部门的要求制作分析报告，选择或填写相关原因以生成鱼骨图分析。

第三，所有的不良事件将统一由归口管理部门即质量管理办公室进行结案处理。质量管理办公室会根据事件的性质及涉及范围将事件转发至各相关部门或科室进行协同处理，指定相应部门添加分析报告，并且根据事件的严重程度及原因直接发起质量改进项目，创建不同的项目改进类型并通知指定项目的负责科室及负责人，从而实现闭环管理。

第四，系统可以按照上报人、上报时间节点、事件发生原因、事件类型等维度一键生成并导出院内医疗不良事件的统计分析图表，将不良事件在许多不同方面的特征以可视化的方式呈现，从而为医院的质量管理办公室以及管理层提供直观的医疗不良事件统计分析报告，以促进医院的质量改进。

在采用了全新的医疗不良事件上报与管理系统之后，这一系统在使用过程中被不断优化，医疗不良事件的上报效率得到了持续提

① 陈伯勋，周焰升，李永恒．医疗不良事件主动监测全闭环管理系统设计与应用［J］．中国卫生信息管理杂志，2021(5)：635-641．

升。同步钉钉上报、数据自动导入、事件模块化等功能的实现增强了员工主动上报医疗不良事件的意识，提升了上报的效率，降低了漏报率。根据医院的统计，在采用了新的系统之后，医疗不良事件上报的平均耗时由原来的大约3分钟缩短至1分钟。上报率的大大提升对医院来说意味着质量管理部门能够及时识别出医院医疗服务体系中存在的安全隐患以及潜在风险，这在很大程度上能够帮助医院快速针对识别出的隐患和风险采取改进措施，从而有效防患于未然。除了上报效率以及上报率的提升，这一系统内置的强大的统计分析功能以及质量改进项目的发起及闭环管理功能有利于促进医院内科室及部门及时针对不良事件开展分析和整改，大大提高了归口管理部门对于不良事件的追踪管理效率。随着新型医疗不良事件上报与管理系统的逐步熟练应用，各类上报事件的模块化归类也随着数据的积累实现了多次更新换代，包含的不良事件的类型、原因、改进方案等信息也愈加完善。医院已经就如何进一步提升该系统的数智化水平开始了新的探索。一种进一步完善该系统的思路是将该系统与医院的其他信息系统建立更广泛和深入的链接以实现对医疗不良事件的主动性和预防性监测，促使医院能够更早发现医疗服务中的风险隐患并及早干预防范。

【案例8-5】 智慧定位看护管理

除了医学检查、诊断、开药、手术等基本医疗服务，医院向患者提供的另外一项重要医疗服务是住院治疗。与多数单次来院完成诊治离院的患者相比，接受住院治疗的患者短则几天、长则几十天住在院中接受诊治。对此类患者而言，他们住院期间的体验会是影响其整体医疗服务质量的关键。值得注意的是，对于接受住院治疗的相当一部分特殊患者而言，他们因为自身病情或条件的特殊性，在住院期间往往需要得到特别的看护或照顾，而这也就给医院的住院管理带来了挑战。例如，绝大多数的阿尔茨海默病患者、重度抑郁症患者、精神受损或异常患者、腿脚行动不便患者、术后患者、高危传染病患者等在住院期间需要得到全方位的看护，一旦疏于对此类患者的照顾则必将导致严重后果，给患者本人及其家庭以及医院带来重大损失。对医院而言，住院管理特别是特殊病症患者的住院管理之主要难点在于需要投入大量的人力物力以加强对住院患者的看护管理，而且很多时候即使投入了足够的人力物力也依然难以避免一些看护方面的人为疏漏。因此，长期以来，住院管理对医院而言是极为棘手的一大管理难点。

近年来，一些新型数字化技术的发展为解决医院在住院管理方面遇到的挑战提供了新的解决思路。具体而言，实时视频监控、实时定位、低功耗物联网传感器、人脸识别、机器学习等新型数智技术的日臻成熟使医院能够对住院患者特别是那些需要持续看护照顾的特殊住院患者实现智能化的定位看护管理。面对住院看护管理方面的挑战，浙大四院借助数字化和智能化的技术手段开发了一套智慧定位看护管理的系统，为住院接受治疗的重点看护对象提供全院范围的实时定位、实时追踪、轨迹回放、电子围栏限制区域报警、电子围栏区域超长滞留报警、一键求助报警等服务，有效降低了住院患者特别是特殊类型住院患者发生意外的可能性，保证了住院诊疗服务的质量和安全。那么浙大四院建设的这套智慧定位看护管理系统是如何运行的呢?

这一智慧定位看护管理系统是建立在一个依托物联网和互联网技术所建立的网络架构之上的。借助大量的低功耗物联网传感器,医院在院内搭建了高精度的定位网络,并围绕重点管控区域(如特殊患者病房区、传染病隔离病房区等)布设高精度的电子围栏,从而构建起一个全院级无死角的定位网络。而住院患者特别是需要重点看护的住院患者通过佩戴内置了高精度定位终端的可穿戴设备(如定位手环、定位胸卡等),实现对患者在全院范围任何区域的实时定位、实时看护、实时追踪等。具体而言,智慧定位看护管理系统能够实现这样几个重要的实效功能:第一,患者在全院范围的实时精准位置反馈;第二,患者在全院范围的行动轨迹实时追踪以及轨迹回溯;第三,患者在全院范围指定区域的活动限制,如在超出指定区域或走失之后系统自动告警等;第四,患者可以在全院范围任意位置主动发起一键自动报警。

基于以上这些实效功能,医院通过智慧定位看护管理系统就能够实现几个重要方面的有效管控。首先,医院得以对行动障碍类患者的行为进行更有效的管控。例如,当阿尔茨海默病患者、重度抑郁症患者等特殊类型患者因院内自主走失、异常步出院区、异常逃院、异常进入或滞留限制区域等行为引发医疗安全事件时,住院部将在第一时间得到提醒并及时施加干预措施。其次,借助这一系统所实现的诸多实效功能,医院得以具备高精度、可视化、实时化、无感式的应急处置能力。例如,当感染了重症呼吸类肺病等高传染性疾病的患者步出严格受限的管控区域时,或者当弱免疫力患者在未经允许或不知情状态下误入感染隔离区域时，住院部就能在第一时间采取紧急、实时的管控措施。最后，这一智慧定位看护管理系统也使住院患者能够在特殊情况发生时第一时间报警求助。例如，当住院患者特别是特殊类型患者在全院任何区域感受到人身安全威胁或者突然感到身体不适时，可以借助佩戴的电子手环或胸卡等智能设备实现一键报警，而住院部和保卫部门在智能看护管理系统的赋能下可以通过实时高精度定位功能，在监控中心的可视化地图上迅速获知患者的实时位置，并及时投入人力抵达现场处置危情，从而有效避免意外情况的发生。

浙大四院通过建设智慧定位看护管理系统，实现了针对住院患者的全天候24小时定位服务，在不增加看护人员、安保人员数量的前提下显著提升了医院的管理效率。根据医院的统计，这一系统投入使用后，患者在院内走失事件的发生率以及高传染性疾病患者引发的院内感染事件发生率几乎降至零，同时患者安全求助的实时响应和及时处置率达到了100%。总的来说，通过构建全院范围高精度的定位网络，浙大四院深度赋能包括患者定位看护管理在内的多种院内位置服务应用场景，且这些基于实时定位的服务并不会打扰到患者，因为他们仅仅需要佩戴手环或胸卡等随身的可穿戴式定位终端。通过巧妙地运用数字化和智能化的技术，医院得以实现了“无感式、精准化、快速化、高效率”的住院看护和管理，将数智技术在医院场景中的潜能发挥到了极致。

第三节　案例小结

本章分别介绍了医务资质授权管控系统、手术行为智能化管理、病历质量控制管理、医疗不良事件报告系统以及智慧定位看护管理共五个案例。通过这五个案例，读者能够看到数智技术对医疗服务安全性的赋能增强主要体现在对医院安全预防管理以及事后应急及整改管理方面的优化完善。

在“医务资质授权管控系统”这一案例中，读者可以看到，首先，医务资质管理系统是一个以医生的各类资质信息为主要内容的信息平台，其中记录和积累了医生的资质档案等信息。依托这样一个信息完备的医务资质管理系统，医务部可以非常高效地实现对医师资质的快速提取、评估以及审核，提高了医务管理的效率。其次，该系统是一个基于手术的实施流程而设计出来的资质权限管控系统，其主要用于对手术资质的授权管控。通过数字化的授权管控，医院的医务部能够确保只有获得资质授权的人员才能开展相应的医务工作（如手术等），杜绝了超权限操作等问题的发生，从基础层面保障了医疗服务的质量和安全。

在“手术行为智能化管理”这一案例中，读者可以看到已经投入实际应用的手术行为智能化管理系统整合了实时监控、物联网、射频识别、行为管理平台等技术，针对手术室人员的准入控制、手术衣鞋等物品的派发分配、手术衣鞋等物资的闭环管理等实现了数字化和智能化管理。与此同时，这套手术行为智能化管理系统在建设完成投入使用之后很快就为医院的手术室管理带来了非常明显的改观。智能监控的采用有效地防范非必要人员进入手术室，规范手术室人员出入管理，对降低交叉感染风险起到了巨大的促进作用。在医院的手术室采用该系统后，通过对工作人员的调查发现，手术室内工作人员在管理手术室行为方面的工作量大大减少，手术室的运行效率明显提高，同时差错率和事故率也大大降低。

在“病历质量控制管理”这一案例中，读者可以看到基于人工智能技术的AI病案质量控制管理系统通过电子病历的智能化质量管控，可以实现对病历的事中监管，强化对病历的内容质量审核，并提高病案数据质量和质量管控的效率。具体来说，这套AI病案质量控制管理系统利用了自然语言处理、深度学习、知识图谱等先进的人工智能技术，通过运行质控和终末质控对全院的病历文书从完整性、时限性、逻辑一致性、合规性等维度进行审核评分，从源头提升病历质量。在运行质控环节，这套系统对接医生工作站，能够动态监测患者病情并对病历文书进行缺陷查找和提醒，在不干扰医生工作流程的前提下对医疗行为进行事中监管，从病历的生成方面管控质量、减少差错。读者能够看到，这套病历数据质量监控管理系统借助数字化和智能化的手段，充分赋能医院的智慧管理，特别是为医院的临床管理和医务管理提供了切实有效的质量及安全管控平台和工具。

在“医疗不良事件报告系统”这一案例中，读者可以看到医院在采用了全新的医疗不良事件上报与管理系统之后，随着这一系统的不断优化，医疗不良事件的上报效率得到了持续的提升，同时漏报率也在采用新系统之后明显下降。除此之外，系统内置的强大的统计分析功能以及质量改进项目的发起及闭环管理功能有利于促进医院内科室及部门及时针对不良事件开展分析和整改，大大提高了归口管理部门对于不良事件的追踪管理效率。随着新型医疗不良事件上报与管理系统在医院里的逐步熟练应用,各类上报事件的模块化归类也随着数据的积累实现了多次更新换代,包含的不良事件的类型、原因、改进方案等信息也愈加完善。

在“智慧定位看护管理”这一案例中,读者可以看到已经投入使用的智慧定位看护管理系统针对住院接受治疗的重点看护对象提供了全院范围的实时定位、实时追踪、轨迹回放、电子围栏限制区域报警、电子围栏区域超长滞留报警、一键求助报警等服务,有效降低了住院患者特别是特殊类型住院患者发生意外的可能性,保证了住院诊疗服务的质量和安全。读者能够看到在这一系统投入使用之后,患者在医院内走失事件的发生率以及高传染性疾病患者引发的院内感染事件发生率几乎降至零,同时患者安全求助的实时响应和及时处置率达到了100%。

在前几章中,本书研究团队以浙大四院为例,围绕着数智医疗技术对医疗卫生服务在可及性、可负担性、便利性、有效性、安全性这五个方面的积极影响,呈现了共25个已经应用于医院中的数智医疗案例。读者可以看到,这些为患者、家属、医生、护士等医疗服务中的利益相关者带来诸多福利的先进数智医疗系统或解决方案均不同程度地依托强大的数字化或智能化技术,包括5G高速互联网技术、智能传感器技术、物联网技术、机器学习技术、自然语言处理技术、无人机技术等。得益于这一系列科学技术的不断进步,有越来越多的数智医疗系统或解决方案正以雨后春笋般的速度在全国范围大大小小的医院被采用,而这毫无疑问将增进我国广大人民群众在医疗服务方面的福祉,有效提升全国范围医疗卫生服务的可及性、可负担性、便利性、有效性和安全性,进而有力地贡献于我国共同富裕目标的实现。

科学技术的一大魅力在于其是不断进步发展的。回顾前面五章介绍的25个数智医疗的应用案例,读者可以发现很多案例背后所依托的技术并非很久前出现的,而是最近十年甚至三五年之内才被研发出来并投入应用的。以支撑新一代移动数字医院的5G互联网技术为例,其在五年以前可能还只存在于实验室当中而尚未投入应用。再如已经在浙大四院承担样品运送服务的无人机,在五年以前尽管已经存在,但其功能和性能还远未成熟到可以投入医院应用于医疗服务的地步。由此可见,数智医疗在很大程度上依然是一种新兴的事物,可能还处于快速甚至是急速发展的黄金时期。试想,五年前才刚刚从实验室走出来的技术在短短几年时间里就已经转化成为给患者或医护人员带来极大福利的应用或产品,那么五年、十年之后乃至二三十年之后,新一代的数智医疗在新科学新技术的不断突破下会发展至何种程度呢?这其实是一个挑战想象力的问题。一方面,如果对最近一两年新兴的一些数智技术(如区块链、3D打印、虚拟现实、数字孪生、生成式人工智能技术等)有所了解,那么可能会判断出未来五年数智医疗技术的大致发展趋势;另一方面,人们无法得知在接下来的几年或者更远一些的未来,科学家会发明出何种尚未存在的新技术,也就完全无法预测在未来会有何种更发达的数智医疗技术面世。从这个意义上来说,人们对未来的数智医疗将往何处去只能进行有限的遐想。

然而憧憬未来总是令人兴奋和充满期待的。数智医疗近几年日新月异的发展已经极大地提升了广大患者和医护人员的幸福感。展望未来,本书研究团队有理由相信,随着数智医疗技术的不断进步,广大人民群众在不久的将来必然会享受到更加质优价廉的医疗卫生服务。

面对已经在路上的更加发达的未来数智医疗技术，人们准备好了吗？在接下来的第九章，本书将立足当下并展望未来，对数智医疗的发展趋势进行分析，并介绍一批处于科技前沿的数智技术，分析这些前沿技术对下一代数智医疗的影响。

第九章

未来数智医疗展望

本书精心挑选了十类最具有代表性、发展最迅速的处于当今科技前沿的数智技术。为了系统地呈现这些技术的特点和发展趋势，本章将分为两节进行介绍。第一节聚焦应用相对成熟的数智技术，涵盖人工智能、超高速互联网、物联网、智能机器人和大数据技术，这些技术不仅在医疗领域得到了广泛应用，而且仍在持续发展和优化，为医疗行业带来了显著的变革。第二节则关注处于快速发展期的数智技术，包括区块链、虚拟现实、3D 打印、可穿戴设备和数字孪生技术，这些技术正在被逐渐应用于医疗领域，展现出巨大的潜力和前景，有望推动医疗服务向更高水平迈进。针对每一项技术，本书将简要介绍其基本原理，并结合国内外的前沿进展探讨其在数智医疗领域的诸多可能性。

第一节　应用相对成熟的数智技术

一、人工智能

人工智能通过模拟人类智慧，赋予计算机认知功能，如基于知识进行推理和学习，使其能像人一样思考、判断和决策复杂问题。人工智能的基础源于计算机技术，包括机器学习及其子领域深度学习①。其中，机器学习可以训练计算机系统使用统计模型从数据实例中学习的能力，而不需要显式编程（即手动编写和更改要完成的指示），机器学习可分为监督学习和无监督学习。监督学习是最常见的机器学习，用于训练的数据是带有标签的，系统不断输入此类数据，完成训练后能正确归类新数据，“贴上”合适的标签。无监督学习则使用无标签的数据，更像是让机器自学，在无任何标签提示的情况下，从大量数据中进行归类与区分，提取恰当的数据特征。深度学习主要使用人工神经网络，如卷积神经网络、循环神经网络，是对人脑神经系统基本特性的抽象，以实现人脑功能的模拟，如自学习、联想存储和寻找优化解的能力等。

基于人工智能的数智医疗大幅提升了医疗供给效力与效率，人工智能在医疗领域已有诸多辅助诊断与辅助决策的应用，医学影像是人工智能在临床诊疗中应用最成功的领域。以深度学习为核心的人工智能技术在医学影像的应用场景主要支持 CT、MR、DR、超声等模块，覆盖头、胸、腹、骨等部位，脑、眼、心血管、肺、乳腺等器官，以及脑卒中、颅内肿瘤、冠心病、肺结节、肺炎、乳腺癌、骨折等疾病②。人工智能技术发展之前，医学影像在临床中发挥的作用是被低估的，过去的 IT 技术无法很好地识别与整合这类非结构化的影像数据，基本依靠人工经验判断，而人工智能对医学影像的学习可以很好地帮助医生厘清其中的关联。人工智能通过学习

① 任相阁，任相颖，李绪辉，等．医疗领域人工智能应用的研究进展［J］．世界科学技术—中医药现代化，2022(2)：762-770.

② 36氪研究院．2021年中国医疗AI行业研究报告［EB/OL］．（2020-12-21）［2022-03-15］．https://www.36kr.com/p/1535466609545220.

海量的医学影像，利用大数据分析能力建立起一套诊断模型，形成从影像中精准寻找病灶的能力。例如，德国海德堡大学的学者做了一个很有趣的实验，让58名医生和人工智能就皮肤癌诊断进行比赛。研究发现，人工智能的正确诊断率高达95.0%，而医生的正确诊断率仅为86.6%①。已有的实践表明，人工智能在医学领域的诸多方面已经达到甚至超越了医生的诊断准确率。更有学者进一步尝试了更为复杂的人工智能应用——使用深度算法对乳腺癌病理切片中是否存在淋巴结转移进行自动检测②。人工智能在国内医疗场景的应用也在加紧脚步。例如，腾讯觅影发布的结直肠肿瘤实时筛查AI系统，是国内首个利用人工智能技术来辅助临床医生实时发现结直肠息肉，并实现实时鉴别息肉性质的人工智能产品③。

近年来，随着人工智能技术的不断完善与升级，医疗场景中的人工智能应用也有了新趋势。人工智能医学影像的发展初期，仅能针对单一病种或器官进行辅助筛查，随着算法优化与数据积累，逐步形成诊疗一体化的解决方案。诊疗一体化将实现诊前病灶检测与筛查、诊中疾病诊断与治疗方案辅助决策、诊后智能随诊对比与康复管理等诊疗全流程，对病情进行实时监测与把控，并依据病情变化适时调整诊疗方案，从而达到最佳治疗效果。此外，人工智能赋能新药研发也是国内外企业布局的热门方

① Haenssle H, Fink C, Schneiderbauer R, et al. Man against machine: Diagnostic performance of a deep learning convolutional neural network for dermoscopic melanoma recognition in comparison to 58 dermatologists[J]. Annals of Oncology,2018(8):1836-1842.

② Bejnordi B,Veta M, van Diest P, et al. Diagnostic assessment of deep learning algorithms for detection of lymph node metastases in women with breast cancer[J]. JAMA,2017(22):2199-2210.

③ 腾讯觅影. 腾讯觅影发布国内首个结直肠肿瘤实时筛查AI系统[EB/OL].(2018-07-08)[2022-03-15]. https://miying. qq. com/official/detailnews/624.

向，通过在药物靶点发现、化合物筛选等环节应用机器学习、深度学习等技术，缩短前期研发时间，提升了新药研发的成功率，节约化合物筛选和临床试验费用，实现降本增效。

2022年以来，生成式人工智能（Generative AI）取得了显著进展，为人工智能领域带来了新的变革。它能够生成文本、图像、音频、视频等多种形式的内容，其应用范围广泛，涵盖医疗、教育、娱乐等多个行业。在医疗领域，生成式人工智能的应用尤为引人注目，主要体现在以下几个方面：一是在医学影像生成与增强方面，生成式人工智能表现出色，能够生成高质量的医学影像用于教学、研究和诊断。例如，生成对抗网络（GANs）和扩散模型被用于生成CT、MRI等影像数据，帮助提高影像质量、减少噪声，甚至能够生成缺失的影像序列。这些技术不仅提高了影像的清晰度，还为医生提供了更准确的诊断依据。二是在临床文档生成方面，生成式人工智能展现出巨大潜力。AI驱动的医疗报告生成器利用自然语言处理和机器学习技术，能够将临床笔记、检查结果和患者互动转化为结构化的医疗报告。这不仅提高了文档生成的效率，还减少了人为错误，确保了医疗记录的准确性和完整性。三是在辅助诊断与治疗方案制定方面，生成式人工智能可以生成基于证据的医学总结，辅助医生进行诊断和治疗方案的制定。例如，通过分析大量的医疗数据，生成式人工智能能够提供个性化的治疗建议，帮助医生更好地理解复杂病例，从而制定更精准的治疗方案。四是在医疗教育与培训方面，生成式人工智能能够生成虚拟病例和模拟场景，帮助医学生和医护人员进行实践训练。这种沉浸式的学习体验有助于提高医疗人员的专业技能和应对复杂情况的能力。随着技术的不断进步，生成式人工智能有望在医疗领域发挥更大的作用，为患者和医疗专业人员提供更高效、更精准的服务。

医疗资源分布不均、供给矛盾严重一直是我国面临的重大问题。在人口老龄化的当下,医疗需求增加,但优质医疗资源仍是稀缺品。人工智能或许是这一问题的破局点。一方面,“数字医生”等概念衍生,即数字化医生大脑,以识别潜在健康风险人群,将被动治疗转变为主动预防,当疫情大规模发生时,可以进行精准防控、精准诊疗及新药研发;另一方面,运用5G与人工智能技术合力打造远程医疗服务产品,打破医疗服务空间和距离的限制,触达每一位需求者[①]。无论是已逐步趋于成熟的应用场景,还是近年来热门的发展趋势,总体来看,人工智能在医疗领域的应用还存在大量待开发的场景。未来,技术更新迭代,基础数字化医疗设施普及,法律法规逐步完善,医患对人工智能技术的接受度提高,人工智能与医疗行业的结合将更加紧密。

二、超高速互联网

5G,即第五代无线传输技术,对当今社会的许多行为产生了颠覆式的影响。其独有的特征在医疗领域具有极为重要的价值:高速数据传输、超低延迟(数据传输—响应系统的延迟)、高连通性和容量以及单位面积的高带宽和耐用性[②]。5G技术在4G技术的基础上有两大突破点:高传输速度和低延迟。5G提供高达10Gbps的数据传输速度,这比4G提高了10倍至100倍。5G时代的延迟小于1毫秒,几乎相当于现实世界实时的响

① 中新经纬.【博鳌对话】数坤科技马春娥:未来AI医疗将从“被动医疗”转变成“主动预防”[EB/OL].(2022-04-22)[2022-04-30].http://tech.hexun.com/2022-04-22/205785187.html.

② Li D. 5G and intelligence medicine—How the next generation of wireless technology will reconstruct healthcare? [J]. Precision Clinical Medicine, 2019(4):205-208.

应时间。将5G技术嵌入医疗场景，已经实现了远程会诊、远程超声、远程手术、应急救援、远程示教、远程监护、智慧导诊、移动医护、智慧院区管理、AI辅助诊断等众多医疗服务①。此外，5G有望大规模赋能物联网（IoT）服务、虚拟现实（VR）和增强现实（AR）领域以及远程医疗。在前文中，本书已经详细介绍了基于5G互联网技术的数字移动医院是如何运作的，那么当5G互联网升级为更超高速的互联网后，又会给未来的医疗场景注入怎样的新鲜血液呢？

6G时代预计将于2030年到来。6G是真正由人工智能驱动的通信技术，通过人工智能整合包括物联网（IoE）、边缘（edge）技术等在内的多种通信技术②。6G要求物联网具有连接数以百万计智能设备的强大能力，收集触觉并转换为数字数据，此外还需要巨大的容量、极低延迟的传输速度以连接医疗通信中的传感器，并保持它们之间的无缝集成。6G还将依靠云计算进行大数据的存储、计算和分析。智能设备产生的数据被转移到云端存储，如今数据的指数级增长对数据源的处理提出了更高的要求。因此，6G将依靠边缘技术为智能设备提供流畅和高速的互联网服务。边缘技术在靠近数据产生的边缘节点上实时收集、计算和分析数据，执行人工智能算法，而无需将全部数据上传云端，极大地减轻了网络带宽和数据中心功耗的压力，并能够保护用户数据安全和隐私。

本章中提及的所有技术的发展和应用程度，都依赖互联网本身的传

① 互联网医疗健康产业联盟. 5G时代智慧医疗健康白皮书[EB/OL].（2019-07-21）[2022-03-15]. http://www.caict.ac.cn/kxyj/qwfb/bps/201907/P020190724323587134333.pdf.

② Nayak S, Patgiri R. 6G communication technology: A vision on intelligent healthcare[M]// Patgiri R, Biswas A, Roy P. Health Informatics: A Computational Perspective in Healthcare. Singapore: Springer, 2021: 1-18.

输速度,6G 技术将是创建全球无线网络的基础设施,是未来其他技术发展的基石,可能将彻底改变医疗领域的范式。例如,6G 全息通信将助力实现全息诊疗,这将是数智医疗领域的重大进展突破。在过去,医疗作为一种服务产品,受制于空间限制,无法转移。利用全息通信,病人可以在任意地点根据自身病情求助专长不同的医生,而不必舟车劳顿四处辗转,从而减轻病人的经济负担和身体负担。而医生也可以灵活安排自己的时间,即便不是面对面接触,也可以及时诊疗病人。6G 将通过卫星实现全球覆盖,类似地,6G 全息通信也将链接全球的医疗服务,跨越空间与时间,聚集世界各地的不同医生,共同讨论复杂的医疗案例。

三、物联网

物联网是一个由互联网技术连接的物理设备组成的网络,包括传感器、执行器、可穿戴设备、信息和通信技术(ICT)、云计算等,这些设备与技术通过互联网相互作用。云计算作为访问物联网的前端,通过互联网向这些设备的用户提供各种资源。物联网与云计算的整合可以最大限度提高互联网的性能和资源存储能力,整合虚拟世界与现实世界。在医疗领域,物联网的应用是革命性的创新,通过连接病人、医护人员以及各种医疗设备、应用和服务,支持医疗数据的识别、定位、采集、跟踪、管理和共享,实现了对人的智能化医疗和对物的智能化管理,从根本上改变了医疗服务的提供方式①。“感知”是物联网的重要特点,实现这一特点的传感器技术是推动医疗技术变革的关键。多个传感器集成的网络为医院里各

① 樊嫚,陈敏. 医疗物联网技术与应用探讨[J]. 中国数字医学,2011(10):71-73.

种医疗设施的设计、开发和布局提供了基础，医院信息平台与病房监控无不依赖这一技术。

物联网与医疗系统的有机结合被称为医疗物联网（MIoT，medical internet of things）。现阶段医疗健康物联网较为成熟的应用场景可分为四大类：智慧临床、智慧患者服务、智慧管理、远程健康①。智慧临床服务于护士这一群体，通过将移动终端设备引入临床护理管理，护士可及时获得患者生命体征等最新信息。智慧患者服务通过室内定位技术，准确定位患者的实时位置和分布区域，准确识别以及查询患者的活动情况和行动轨迹，对患者进行实时点名，使护士对患者的管理更便捷。基于物联网的智慧管理保障了医院资产的安全，替代了以往资产登记入库、形成电子标签、安装识别器的烦琐流程，本身支持物联网的设备只需接入网络平台即可实现医院资产的统一管理。远程健康将医疗场景从医院延伸至社区及家庭，通过远程配备监测仪器等方式完成健康数据的收集与分析、自动上传至相关人员处，以获得相应的医疗健康方案。

此外，可穿戴设备通过物联网与计算机的连接为特殊人群提供移动医疗的解决方案②，如老年人、慢性疾病患者、术后患者和残疾人等，这类人群需要在日常生活中持续监测自身健康状况，及时向专家传达信息与健康预警，实现远程诊断和数据共享。通过可穿戴设备跟踪和监测病人，通过远程医疗和远程诊断提供远程服务，综合管理与用药、治疗和医疗建议相关的信息，以及跨组织整合医院信息系统。

---

① 无锡医疗物联网研究院，动脉网蛋壳研究院. 医疗健康物联网白皮书（2020）［EB/OL］.（2020-12-01）［2022-03-15］. https://www. vbdata. cn/49031.

② Shah R，Chircu A. IOT and AI in healthcare：A systematic literature review［J］. Issues in Information Systems，2018（3）：33-41.

物联网对各种医疗场景的触达已逐步完善与落实。高精尖技术的进一步发展可能会助力各种传感器设备的升级,以形成覆盖力强大的传感器网络。在未来,也许每个人的手机就是私人医生,通过与场景中的各种传感器连通,收集监测主体的数据,并与专家经验数据库进行匹配,不仅可以自动诊断、预防疾病,还可足不出户获得专家的诊疗建议。

四、智能机器人

医疗智能机器人可分为手术机器人、康复机器人、辅助机器人、医疗服务机器人四大类。手术机器人从临床医学应用角度可分为腔镜手术机器人、骨科手术机器人、神经外科手术机器人等,主要用于减小人类视觉与操作误差对高精度手术的限制与负面影响,可使手术操作更精确、创口小,在狭窄空间灵活操作,减少病人术后疼痛①。其中,腔镜手术机器人是应用最广泛的手术机器人,如“达芬奇”机器人。这类机器人通常采用主从遥控操作的操控方式,即主端由主刀医生控制,从端为机械臂控制,主端通过从端进入人体体内进行手术操作,同时通过从端上的视频成像系统获得高清目标图像②。骨科手术机器人是腔镜手术机器人的下一应用领域③。神经外科手术机器人作为定位辅助,利用3D图像引导和定位手术工具达到颅内目标靶点,实现大脑内部结构与外部手术框架的良好关

① 杜向阳(西南证券). 手术机器人产业研究报告:500亿高壁垒赛道看国产龙头蓄势待发[EB/OL]. (2021-08-13) [2022-03-15]. https://cj.sina.com.cn/articles/view/7426890874/1baad5c7a00100yw6b.

② 李治非,杨阳,苏月,等. 我国外科手术机器人研究应用现状与思考[J]. 中国医学装备,2019(11):177-181.

③ 李治非,杨阳,苏月,等. 我国外科手术机器人研究应用现状与思考[J]. 中国医学装备,2019(11):177-181.

联，协助医生在手术中完成精准的操作。

康复机器人是病人康复过程中以及康复后替代身体重要功能的重要智能设备①。康复机器人主要分为医疗训练用康复机器人和生活辅助用康复机器人两大类。医疗训练用康复机器人以外骨骼康复机器人为代表，这类机器人基于仿生学和人体工程学设计，为患者提供一种可穿戴的机械设备，辅助患者行走，同时进行康复训练。生活辅助用康复机器人以护理机器人为代表，以帮助患者日常起居为目标，主要解决移动支援、生活辅助、健康监测等问题，甚至加入了语音识别与陪伴功能，这类机器人也被视为缓解老龄化社会难题的解决方案之一。

辅助机器人主要是辅助医疗过程、扩展医护人员能力、减少不必要的人力和资源投入、提高医护过程效率的医疗机器人。例如，配药机器人实现了配药全流程的智能化和信息化，它通过机器人和软件系统对“药物的贴签、分拣、调配，再分拣到各个科室配送”这一个执行流程进行监控，解决了传统药物调配中人—药接触易带来职业伤害、中间流程缺少精准监控、质控困难、药物调配一致性差、用药过程易出纰漏又难以追溯等问题②。

医疗服务机器人涵盖的范围则更广，用于医疗辅助和健康服务等领域，是一种智能服务型机器人。有负责药品配送的送药机器人，可随时按照医生开出的医嘱要求，自动响应召唤，自主规划线路，自主呼叫并乘坐

① 前瞻产业研究院. 2021年中国康复机器人行业市场现状、竞争格局及发展趋势 康复机器人将成投资热点[EB/OL].（2021-07-22）[2022-03-15]. https://bg.qianzhan.com/report/detail/300/210722-3835b96b.html.

② 兰十一. 布局配药机器人，“博为医疗”完成数千万元A+轮融资[EB/OL].（2021-11-26）[2022-03-15]. https://36kr.com/p/1495704176816265.

电梯，将药品由药房配送到对应病区，在夜间药品配送工作中，其作用尤为显著①。设定整体消毒场景布局以及任务后，消毒机器人就可以进行自主消毒和充电，减少人的参与，切断传染渠道可有效避免交叉感染。还有已经在医院大厅广泛应用的导诊机器人，为患者提供业务咨询、问路指路、智能分诊、红外额感温度测量等服务，在很大程度上分担了导诊台人员的工作量②。

从技术上看，未来医疗智能机器人的主要发力点聚焦于手术机器人，不断提升手术机器人的功能与精度，向不同行业渗透，如牙科、眼科、整形外科、移植外科；从政策上看，医疗是重要的民生领域，国内医疗机器人市场的快速扩张离不开政策支持。《中国制造 2025》重点领域技术创新路线图明确指出，要重点开发医疗康复机器人、空间机器人、救援机器人、能源安全机器人、无人机等特种机器人，以顺应时代发展需要，符合民生需求③。

五、大数据

大数据在医疗领域的应用涵盖健康的方方面面，除了关注个人健康，还包括医药服务、疾病预防、健康保障等紧密相关的应用分支，且覆盖医疗产业链的各个环节。医疗大数据涉及四类：临床大数据关注个人身体

① 新浪财经头条. 科技赋能创新服务“送药机器人”在上海蓝十字脑科医院正式上岗［EB/OL］.（2021-06-21）［2022-03-15］. https://t. cj. sina. com. cn/articles/view/2174860244/81a1bbd4001014jh0.

② 思宇医械观察. 盘点丨一个“人”消毒一栋楼！国内外有哪些紫外线消毒机器人？［EB/OL］.（2020-04-20）［2022-03-20］. https://www. cn-healthcare. com/articlewm/20200419/content-1105375. html.

③ 国家制造强国建设战略咨询委员会.《中国制造 2025》重点领域技术创新绿皮书——技术路线图（2017）［EB/OL］.（2018-03-18）［2022-03-20］. http://www. cm2025. org/show-23-174-1. html.

健康状况，包含电子健康档案、生物医学临床大数据；健康大数据主要收集对个人健康产生影响的行为习惯、环境等方面的数据；生物大数据更关注公共卫生领域、生物医学实验室获得的研究数据，有利于理解遗传与疾病之间的关系，是一种先进的疾病预防和治疗手段；运营大数据指从各类医疗机构、保险机构、药企药店运营中收集到的数据，包括病种治疗费用、医药、耗材、器械采购、药品研发数据等①。医疗大数据已经在临床诊疗管理与决策、药物研发、公共卫生监测、公众健康管理、医药卫生政策制定和执行监管等方面发挥重大作用。

电子健康记录是医疗大数据近十年的一大发展趋势②。电子健康记录是一个记录患者在所有医疗机构所产生数据的电子医疗信息搜集系统。通过数字化存储患者的相关信息，以便不同医疗机构之间共享患者的医疗记录，有助于医疗机构为患者提供更精准的治疗建议与方案。我国卫生健康委员会正在研究建立全国统一的电子健康档案、电子病历、药品器械、公共卫生、医疗服务、医保等信息标准体系，并逐步实现互联互通、信息共享和业务协同。在数据共享方面，国家卫生健康委负责建立健康医疗大数据开放共享机制，统筹建设资源目录体系和数据共享交换体系，强化对健康医疗大数据全生命周期的服务与管理。优质医疗数据的不断积累给新型医疗产品带来的提升是巨大的。例如前文提到的基于人

---

① 前瞻产业研究院. 十张图了解 2020 年中国健康医疗大数据市场现状和竞争格局　国家队稳居行业龙头［EB/OL］.（2020-08-18）［2022-03-20］. https://www.qianzhan.com/analyst/detail/220/200818-0bc3f65f.html；杨朝晖，王心，徐香兰. 医疗健康大数据分类及问题探讨［J］. 卫生经济研究，2019(3)：29-31.

② 浙江数字医疗卫生技术研究院. 漫谈电子健康档案（EHR）发展现状以及国内外关注焦点［EB/OL］.（2021-06-23）［2022-03-20］. https://new.qq.com/omn/20210623/20210623A0CR0100.html.

工智能与算法的医疗产品,无不需要大数据的输入和训练,得以实现精确性、专业性和经济性。在医学影像领域,大规模、高质量的原始影像数据是训练、测试算法模型的重要依据。随着数据集的更新,AI 算法模型适用的部位、病种和诊疗流程也将进一步扩大。

下一步,大数据将促进精准医疗的进一步发展。精准医疗本是数据驱动的科学,是生命科学、医学技术和计算技术融合的前沿领域,通过考虑个体在遗传、环境和生活习惯等方面的差异,改善人类健康状况①。电子健康记录的落地实现了对海量数据的聚合、整理,为精准医疗的推进做好了前期准备工作。医疗大数据是研究人员发现、识别癌症和许多其他常见及罕见疾病的重要基因组基础之一,分子靶向疗法和新机器学习方法的引入能够帮助研究人员进一步掌握大规模计算能力。

第二节　处于快速发展期的数智技术

一、区块链

区块链是一种去中心化的分布式数字账本,通过密码学将数字记录链接在一起,每条记录称为“块”。区块链技术被视为一种安全的开放式账本,这正是医疗行业所需要的数据形式。其中的数据具有可溯源、不可篡改、公开透明等特点,通过去中心化的原则,区块链可以提高患者信息的可访问性和安全性。

---

① 医学中文网. 2030 年的精准医疗|未来十年,改变医疗保健的七大机遇[EB/OL]. (2022-02-03)[2022-03-20]. https://www.cn-healthcare.com/articlewm/20220122/content-1308734.html.

区块链技术在患者数据传输与保护方面大有可为①。在传统医疗体系中，医院之间的信息共享程度很低，当患者需要进行跨院治疗时，常常需要进行重复检查，区块链共享数据能够很好地解决这一问题，实现跨医院就诊时信息的无缝对接。在这一过程中，区块链技术同时也保障了数据在设备与各医疗服务提供商之间的安全传输，保护患者的数据隐私②。与此同时，区块链技术有助于优化医疗供应链及保障药品安全。其中典型的例子是有效防止假药流入市场。医疗行业体系复杂，数据透明度低，零散小企业多的同时行业集中度也偏低，这导致了很多假冒伪劣产品的滋生，区块链的数据透明性和防伪溯源功能可有效解决这一问题。区块链技术可以跨多个网络分散运行，因此外界无法操纵数据。在药品分销过程的每个阶段，区块链技术都会提供药品来源的数据，甚至可以追溯到原产地，减少药企因假冒伪劣产品蒙受的损失，降低将药物推向市场的成本。区块链中数据透明对临床试验来说也至关重要。临床试验的数据管理流程过于复杂，难以保证数据的完整性和透明性，基于区块链的数据结构能可靠地保护临床试验网络中的数据。

除了上述区块链为医疗行业带来的好处，从数据隐私的角度出发，未来区块链仍面临数据采集过程中的隐私泄露、云端隐私保护和特征及知识抽取中的隐私风险，因此通过区块链＋隐私计算能力建立覆盖医疗大数据全生命周期的数据安全防护体系是保障医疗数据资产安全及交互共享的关键。同时结合现实民生需求与智慧医疗行业发展现状，加快区块

---

① Daley S. How using blockchain in healthcare is reviving the industry's capabilities [EB/OL]. (2021-07-30) [2022-03-20]. https://builtin. com/blockchain/blockchain-healthcare-applications-companies.

② Arsene C. Blockchain in healthcare: An executive's guide for 2022[EB/OL]. (2021-12-28) [2022-03-20]. https://www. digitalauthority. me/resources/blockchain-in-healthcare/.

链电子处方流转、区块链疫苗溯源系统、区块链医保基金稽核、区块链居民健康档案流转等云应用的建设与推进。

二、虚拟现实

虚拟现实技术是一种可以创建和体验虚拟世界的计算机仿真系统，它利用计算机生成一种模拟环境，使用户沉浸到该环境中。VR 技术在医学领域最初的应用是手术模拟。医生可以使用从 VR 耳机到触觉手套的各种工具来模拟真实的手术场景，以了解术中可能出现的情况，从而提高手术准备的效率。VR 技术在辅助治疗精神疾病方面也有着很大优势，其通过各种设备打造的虚拟环境能减少心理治疗环节中的不确定性。例如，患者借助 VR 眼镜进入设定的虚拟场景，在沉浸感中努力克服自身心理障碍。VR 已被证实对治疗残障人士的幻肢痛、儿童多动症、孤独症、退伍老兵的创伤后应激障碍以及认知功能障碍等病症有效，还可进行进食障碍、强迫症、焦虑症、特定恐惧症以及成瘾性疾病等的干预性治疗。VR 还被广泛运用于医疗培训中，提高患者安全性并普及现代手术技术。例如，美国 Osso VR 公司研发的 VR 头戴设备，可以通过模拟手术中的 1∶1 动作的方式以及触觉反馈功能来对骨科医生进行训练，已经包括训练打胫骨钉以及髋和膝关节置换模型的培训。Touch Surgery 公司研发的交互式外科手术模拟器为外科手术和医疗操作提供了行之有效的指南，它不仅可以帮助医生快速掌握手术流程、检测医生操作的熟练程度，还可以进行手术模拟训练①。

① 思宇医械观察. 2020 年最值得关注的 10 家 VR 医疗公司[EB/OL]. (2020-12-24) [2022-03-20]. https://www.cn-healthcare.com/articlewm/20201224/content-1174771.html.

在实际应用中,VR 技术常与另两种技术联合使用,分别是 AR 技术与混合现实(MR)技术。AR 技术是将原本在现实世界中比较难以进行体验的实体信息在电脑等科学技术的基础上,实施模拟仿真处理,将虚拟信息内容叠加在真实世界中加以有效应用,并且在这一过程中能够被人类感官所感知,从而实现超越现实的感官体验。例如,AR 技术在外科手术中以显示器和模型的形式体现,用于手术直播和记录、解剖评估以及远程指导。在女性医美方面,AR 设备可以捕捉用户的身体曲线影像并且通过软件计算出不同的方案,投射在用户身上,用户则可以通过最终效果的演示来选择是否进行手术。MR 技术是 VR 技术的进一步发展,该技术通过在现实场景呈现虚拟场景信息,在现实世界、虚拟世界和用户之间搭建一个交互反馈的信息回路,以增强用户体验的真实感。MR 技术在医疗场景中有着广阔的应用前景。试想,医生们在未来的手术过程中,通过 MR 眼镜查阅病人影像资料、相关部位的 3D 模型等内容;将病人的全息骨骼模型准确地叠加在身体上,辅助医生完成手术定位;结合 5G 等远程通信技术,还可以对手术进行全息影像直播,实现远程多人会诊①。

将 VR 技术运用到极致的场景应属“元宇宙”。美国社交媒体 Facebook(脸书)的创始人扎克伯格最早提出元宇宙这一概念,意在将真实的人放到互联网的一个虚拟空间中。在元宇宙形态的医疗场景中,可以想象到的医疗健康体验可能包括患者在更为逼真的虚拟空间内接受沉浸式疗法,学生远程在手术室身临其境地观摩手术,外科医生通过全息解剖来规划手术步骤等。元宇宙本身有赖底层技术的推进,VR 等前沿技术

---

① 境腾科技. 漫谈混合现实(MR)技术之一 ——什么是混合现实(MR)技术[EB/OL]. (2020-10-15)[2022-03-20]. https://www.sohu.com/a/424993311_686936.

的发展还有很大空间,不断帮助医疗人员实现其想象力,为医学领域带来全新的突破。

三、3D 打印

3D 打印是以数字模型为基础,将材料逐层堆积制造出实体物品的新兴制造技术,可用于制造各种医疗设备。这种技术在个性化定制、复杂结构部件制备等方面具有显著优势,因此可以制造与患者独特解剖结构相匹配的复杂几何形状的医疗设备。

已有的 3D 打印的医疗用途包括手术规划及模型打印、手术器械和医疗设备的定制、植入物(如颅骨板或髋关节)以及仿生假体(如假肢)①。3D 打印术前模型采用 CT 图像、计算机三维重建、快速成型构建患病部位模型和三维手术设计模拟技术,使患病器官能更完整、直观、立体地展现出来,使医生能够在术前进行多视角观察,从而准确评估病症。例如,在心脏瓣膜置换手术方面,2019 年空军军医大学西京医院心血管外科成功实施了亚洲首例 3D 打印指导下的经导管二尖瓣瓣中瓣置换术②。术前,治疗团队利用 3D 打印技术制作心脏 3D 模型,结合预设模型,精准解剖风险评估和手术模拟,进一步明确手术指征和方案。这类模型在临床培训、教育和设备测试中也是很好的学习工具。此外,术中 3D 技术也能发挥辅助作用,制造导向器和工具协助手术。例如,3D 打印技术精准定位立体

---

① U. S. Food & Drug Administration. Medical Applications of 3D Printing [EB/OL]. (2017-04-12) [2022-03-20]. https://www.fda.gov/medical-devices/3d-printing-medical-devices/medical-applications-3d-printing.

② 空军军医大学新闻网. 西京医院实施亚洲首例 3D 打印指导下经导管二尖瓣瓣中瓣置换术[EB/OL]. (2019-07-01) [2022-03-20]. https://www.fmmu.edu.cn/news/info/20918/164878.htm.

定向微创颅内血肿清除术可以精准避开血管和脑功能区，避免手术穿中血管和脑功能区导致出血和神经功能障碍等二次损伤。各种植入物与仿生假体的制造发展也已较为成熟。在口腔修复领域，3D 打印利用其高精度的适配性，可以用于矫正器、种植牙、可摘义齿的制造打印，帮助患者快速得到适配自身牙齿环境的牙齿部位。在骨科领域，3D 打印的主要应用方向为各类型义肢和骨科植入物的研发与生产，主要集中在肩胛骨、胸椎、脊柱、髋关节、膝关节等部位，通过作用于以上关节，起到为患者替换或帮助修复坏损部位的作用①。

上述提到的都还只是 3D 打印应用的初步阶段，包括无生物相容性材料、具有生物相容性但不可降解的材料。到后期，3D 打印发展到生物 3D 打印阶段，有望打印出具有生物相容性但可降解的材料，如人造皮肤、心脏支架等；还可能打印出“活性细胞”，如器官芯片、体外生物学模型等；打印“类器官”，如人工生命系统、细胞机器人等②。当技术发展到这一阶段，3D 打印还可以帮助进行治疗测试。例如，打印出真实的人类皮肤以测试新药而无需在动物身上进行测试。甚至可以用于处理癌细胞与肿瘤的药物反应，从患者身上提取癌细胞进行 3D 打印以模仿肿瘤，打印出的肿瘤模型就可以接受不同的药物测试，以提前避免严重的不良反应。此外，3D 打印还能在药物开发与生产领域发挥作用，为个性化的治疗剂量

---

① 吴衡. 医疗领域 3D 打印技术应用现状［EB/OL］.（2020-03-12）［2022-03-20］. https://f.qianzhan.com/chanyeguihua/detail/200312-4df6b57b.html；众成医械. 3D 打印大有可为！剖析生物 3D 打印在医疗行业的 5 大技术阶段［EB/OL］.（2020-07-29）［2022-03-20］. https://www.cn-healthcare.com/articlewm/20200729/content-1133863.html.

② Sculpteo. Medical 3D printing: How 3D printing is saving lives［EB/OL］.［2022-03-20］. https://www.sculpteo.com/en/3d-learning-hub/applications-of-3d-printing/medical-3d-printing/.

提供一种快速和自动化的选择[①]。在医院药房和门诊，3D 打印技术可以根据患者实际需求实现药物剂量和药物组合的定制化，即时打印个性化药片，减少因摄入剂量过高而产生的个体副作用；还可以个性化定制药物的外观和口感等，提高儿童患者的服药依从性。

四、可穿戴设备

可穿戴医疗设备可以分为两类，一类是消费级的健康硬件，另一类是专业级的医疗硬件。消费级的健康硬件是指为大众人群设计的普适性的可穿戴医疗健康设备，这类产品技术壁垒不高、受众人群较广，包括健康群体、亚健康群体及疾病群体。专业级的医疗硬件是指为疾病群体专门设计的比较专业化的可穿戴设备，这类产品技术壁垒相对较高，受众人群相对较少。

市面上的消费级可穿戴式医疗设备种类多样、形态各异。根据功能不同，可分为运动健身类、生活娱乐类、健康医疗类、远程控制类、智能开关类、信息资讯类以及多功能穿戴式医疗器械。运动健身类和健康医疗类可穿戴医疗设备占据了主要地位，这类设备可以实时检测佩戴者的生命体征数据，让佩戴者随时了解自己的身体状况，帮助健身运动的规划和效果检验。此外，根据佩戴位置的不同还可分为手部穿戴类、头部穿戴类、下肢穿戴类、躯干穿戴类等。人体手腕是最适合穿戴的部位，可以持续性地监测生理信息，所以手部穿戴类医疗器械更容易被大众接受，也是销量最可观的可穿戴式医疗器械。近年来最火热的消费级可穿戴医疗设

① 药链圈. 3D 药物打印技术：固体制剂创新路上的奇点[EB/OL]. (2021-05-31) [2022-03-20]. https://www.cn-healthcare.com/articlewm/20210531/content-1226638.html.

备主要以智能医疗手表和手环为代表①。

专业级的可穿戴医疗设备除了传统的血糖、血氧、血压测量等生理参数测量设备，在技术上也有所革新。基于皮肤的可穿戴设备可以直接附着在皮肤上，通常称为电子皮肤(e-skin)②。高拉伸性和光学透明度使其足够轻，可以解决传统设备佩戴累赘、监测状态不稳定的问题。基于神经系统的可穿戴式设备可以持续监测、诊断和跟踪神经系统疾病。例如，使用来自可穿戴设备的步行数据预测阿尔茨海默病。通常，阿尔茨海默病患者的步态速度、对称性会降低，步幅会变小，步行速度变化也更大。通过便携式设备监测其步态的准确数据，可实现对其步行习惯的持续监控，以便更好地掌握病情进展。基于生物流体的可穿戴式设备通过汗液、唾液、眼泪和尿液等身体分泌物提取有用信息。例如，一种防水、类似绷带的汗液传感器可以收集和分析运动员在任何环境锻炼时的汗水，从而感知运动员缺水和电解质流失状况，提醒佩戴者及时补充和调整。由于材料的进步，可生物降解和生物相容的材料使用越来越广泛。这样的材料可以用于可穿戴式给药系统。例如，可穿戴式微流控芯片的出现给透皮药物递送提供了新方法，即通过可穿戴的储药装置结合微针或者微针阵列穿刺皮肤送药，由于微针的外形长度精确可控，可以在穿刺皮肤时做到刺透皮肤表层的同时不触及神经层，实现无痛穿刺和精准用量送药③。

---

① 中国食品药品网. 我国可穿戴式医疗器械现状及发展趋势[EB/OL]. (2021-11-11) [2022-03-20]. http://zgdjkcy.org.cn/archives/2002.html.

② Iqbal S, Mahgoub I, Du E, et al. Advances in healthcare wearable devices[J]. npj Flex Electron, 2021(5):9.

③ Carfagno J. 5 New and emerging wearable medical devices [EB/OL]. (2019-12-02) [2022-03-20]. https://www.docwirenews.com/docwire-pick/future-of-medicine-picks/top-5-wearable-medical-devices/.

五、数字孪生

有没有一种技术，可以确保治疗决策及手术方案100%安全有效？数字孪生技术也许是个不错的理想解决方案。数字孪生的思想最早由密歇根大学的格里夫斯博士命名的"信息镜像模型"（information mirroring model）演化而来，也被称为数字化映射。之后美国航空航天局于2010年给出了数字孪生的概念定义："数字孪生是指充分利用物理模型、传感器、运行历史等数据，集成多学科、多尺度的仿真过程，它作为虚拟空间中对实体产品的镜像，反映了相对应物理实体产品的'全生命周期过程'。简单来说，数字孪生就是针对一个或多个设备或系统创建的动态化数字克隆，也就是数字孪生体。"①

医学数字孪生将获取有关个人的健康信息，并将其输入包含所有主要生物系统的模型，从器官到细胞，甚至到分子水平。构建这一模型后，医生可以将数字孪生用于各种目的，如预测特定个体对特定治疗的反应，以降低手术风险。针对不同个体的不同病症，手术过程是个性化以及难以把控风险的。个性化对于提高干预成功率和降低患者风险至关重要。数字孪生技术可以通过在选择治疗方案之前，模拟侵入性临床程序的结果来提供帮助。从医疗设备选择到手术变量确定，最大限度规避手术中可能出现的风险，生成最优的手术方案。同时这也有助于优化患者的药物治疗方案。常见疾病存在复杂性，可能涉及数千个基因之间的相互作用的改变，而这些基因在同一诊断的患者之间也存在差异。现代医疗中

① CCI心血管医生创新俱乐部. "Digital Twins 数字孪生"技术的医疗应用[EB/OL].(2021-02-26)[2022-03-20]. https://www.cn-healthcare.com/articlewm/20210219/content-1190857.html.

的药物诊疗往往依赖少数敏感性或特异性有限的生物标志物，带来的后果是药物治疗不一定能减轻患者的痛苦、缓解病症，反而增加了不必要的医疗费用，而未来医务人员可以通过监测、处理和整合来自医用可穿戴设备、模型数据组、医疗影像和电子病历等大量数据生成的数字孪生体来改善这个问题，通过上述由个人健康信息与疾病机制相关的数字孪生体，对药物进行测试治疗，以确定性能最好的药物。同理，这也可以应用于药物的临床试验，数字孪生体可以减少对人类志愿者的需要，从而缓解招募患者进行试验的压力。

更复杂的应用目标是创建数字孪生免疫系统。免疫是系统对入侵者做出反应时，整合白细胞、抗体和淋巴系统等关键参与者的生物过程。在系统生物学的传统方法中，免疫系统组件模型相互通信并交换数据。但是，由此产生的组件模型之间的依赖关系会导致复杂性激增，从而使整个系统的建模变得笨拙。如果能采用数字孪生技术使整个模型更加轻便，模块之间的交互不会被编码到固定模型中，而是被模拟，这就可以构建一个真正的模块化免疫系统，易于扩展和修改。通过这种方式，数字孪生免疫系统可通过提供病毒感染和免疫反应的个性化、预测性计算机模拟来满足医疗专业人员的需要，帮助医生预测病毒感染的过程，从而优化治疗方法①。

随着深度学习、VR、AR 等技术的不断突破，数字孪生技术正在快速推进。尽管数字孪生技术已不像科幻小说里描述得那么遥远，但从设想到实际落地，需要医学、物理学、生物学、信息学等各学科交叉融合应用，还有很长的路要走。

---

① Jackson A. Medical digital twins：A new frontier [EB/OL]. (2022-02-24) [2022-03-20]. https://cacm. acm. org/news/258948-medical-digital-twins-a-new-frontier/fulltext.

参考文献

“智慧医疗”助力新医改扎实启程[J]. 瞭望,2009(15):13.

36氪研究院. 2021年中国医疗AI行业研究报告[EB/OL]. (2020-12-21)[2022-03-15]. https://www.36kr.com/p/1535466609545220.

CCI心血管医生创新俱乐部. “Digital Twins数字孪生”技术的医疗应用[EB/OL]. (2021-02-26)[2022-03-20]. https://www.cn-healthcare.com/articlewm/20210219/content-1190857.html.

CSDN直播社区. 教你如何搭建专业的手术直播平台[EB/OL]. (2018-01-30)[2022-03-15]. https://blog.csdn.net/zhiboshequ/article/details/79207595.

蔡秀军,林辉,乔凯,等. 智能辅助决策支持系统在临床诊疗决策中的应用研究[J]. 中国数字医学,2019(3):111-113.

陈伯勋,周焰升,李永恒. 医疗不良事件主动监测全闭环管理系统设计与应用[J]. 中国卫生信息管理杂志,2021(5):635-641.

陈汝文,陈海婷,岳利群,等. 临床护士对“互联网+护理服务”认知及需求现状调查[J]. 中国医药科学,2021(16):25-28,54.

陈硕,张静波,窦紫岩,等. 体检质量控制综合管理信息平台构建及应用[J]. 中华健康管理学杂志,2019(3):249-251.

董建成. 医学信息学概论[M]. 北京:人民卫生出版社,2010.

杜祥民,张永寿. 达芬奇手术机器人系统介绍及应用进展[J]. 中国医学装备,2011(5):60-63.

樊嫚,陈敏. 医疗物联网技术与应用探讨[J]. 中国数字医学,2011(10):71-73.

冯蕾."大象"三番转身 开启"智慧医疗" IBM 连推四大智慧医疗方案[J]. 中国医院院长,2009(9):6,86-87.

服务国家战略 建设"三院一体"高品质国际医学中心[J]. 中国医院管理,2022(2):2-3.

龚黛琛,陈冬连,王继伟,等. 电子病历实施中的问题与对策[J]. 中国病案,2012(1):34-35.

国家制造强国建设战略咨询委员会.《中国制造 2025》重点领域技术创新绿皮书——技术路线图(2017)[EB/OL].(2018-03-18)[2022-03-20]. http://www.cm2025.org/show-23-174-1.html.

互联网医疗健康产业联盟. 5G 时代智慧医疗健康白皮书[EB/OL].(2019-07-21)[2022-03-15]. http://www.caict.ac.cn/kxyj/qwfb/bps/201907/P020190724323587134333.pdf.

健康界. 新冠疫情下,医务人员"心态堪忧",何解?[EB/OL].(2022-05-18)[2022-05-30]. https://www.163.com/dy/article/H7LS1E2N051480V3.html.

健康界研究院. 智能化随访系统建设架构、市场现状及未来发展设想研究报告[EB/OL].(2020-12-14)[2022-03-20]. http://zk.cn-healthcare.com/doc-show-52194.html.

金南星. 浙大四院 5G"移动数字医院"启用[N]. 义乌商报, 2021-01-27(3).

金南星. 浙大四院建成国家级“示范防治卒中中心”[N]. 义乌商报, 2020-12-21(3).

静宇. 基层医疗应起主力军作用[EB/OL]. (2017-12-23) [2022-03-01]. http://health.people.com.cn/gb/n1/2017/1223/c14739-29724730.html.

境腾科技. 漫谈混合现实(MR)技术之一——什么是混合现实(MR)技术[EB/OL]. (2020-10-15) [2022-03-20]. https://www.sohu.com/a/424993311_686936.

空军军医大学新闻网. 西京医院实施亚洲首例3D打印指导下经导管二尖瓣瓣中瓣置换术[EB/OL]. (2019-07-01) [2022-03-20]. https://www.fmmu.edu.cn/news/info/20918/164878.htm.

孔鸣,何前锋,李兰娟. 人工智能辅助诊疗发展现状与战略研究[J]. 中国工程科学,2018(2):86-91.

兰十一. 布局配药机器人,“博为医疗”完成数千万元A+轮融资[EB/OL]. (2021-11-26) [2022-03-15]. https://36kr.com/p/1495704176816265.

李超平,时勘,罗正学,等. 医护人员工作倦怠的调查[J]. 中国临床心理学杂志,2003(3):170-172.

李实,陈宗胜,史晋川,等. “共同富裕”主题笔谈[J]. 浙江大学学报(人文社会科学版),2022 (1):6-21.

李实,杨一心. 面向共同富裕的基本公共服务均等化:行动逻辑与路径选择[J]. 中国工业经济,2022(2):27-41.

李实. 共同富裕的目标和实现路径选择[J]. 经济研究,2021 (11):4-13.

李治非,杨阳,苏月,等. 我国外科手术机器人研究应用现状与思考[J].

中国医学装备,2019(11):177-181.

刘颖. 大数据下健康管理中心智能导检系统设计与实现[J]. 现代信息科技,2021(6):9-12,17.

前瞻产业研究院. 2021 年中国康复机器人行业市场现状、竞争格局及发展趋势 康复机器人将成投资热点[EB/OL]. (2021-07-22) [2022-03-15]. https://bg.qianzhan.com/report/detail/300/210722-3835b96b.html.

前瞻产业研究院. 十张图了解 2020 年中国健康医疗大数据市场现状和竞争格局 国家队稳居行业龙头[EB/OL]. (2020-08-18) [2022-03-20]. https://www.qianzhan.com/analyst/detail/220/200818-0bc3f65f.html.

任相阁,任相颖,李绪辉,等. 医疗领域人工智能应用的研究进展[J]. 世界科学技术-中医药现代化,2022(2):762-770.

沈敏. "零延误"的急救绿色通道[EB/OL]. (2019-10-30) [2022-03-20]. https://www.cn-healthcare.com/articlewm/20191031/content-1074272.html.

思宇医械观察. 2020 年最值得关注的 10 家 VR 医疗公司[EB/OL]. (2020-12-24) [2022-03-20]. https://www.cn-healthcare.com/articlewm/20201224/content-1174771.html.

思宇医械观察. 盘点|一个"人"消毒一栋楼！国内外有哪些紫外线消毒机器人？[EB/OL]. (2020-04-20) [2022-03-20]. https://www.cn-healthcare.com/articlewm/20200419/content-1105375.html.

唐钧. 社会政策视野中的 4000 万失能老人[J]. 中国医疗保险,2017(3):27-28.

腾讯觅影. 腾讯觅影发布国内首个结直肠肿瘤实时筛查 AI 系统[EB/OL]. (2018-07-08)[2022-03-15]. https://miying.qq.com/official/detailnews/624.

汪晓东,张炜,赵梦阳. 为中华民族伟大复兴打下坚实健康基础——习近平总书记关于健康中国重要论述综述[N]. 人民日报,2021-08-08(1).

王桂兰. 关于提升医院电子病历档案管理水平的思考[J]. 卷宗,2021(27):106-107.

王建平,汤哲,孙菲,等. 北京市老年人就医难相关因素分析[J]. 中国医院,2012(12):26-28.

王晓春,甘怡群. 国外关于工作倦怠研究的现状述评[J]. 心理科学进展,2003(5):567-572.

魏子柠. 中国进入新时代 医改重在供给侧[EB/OL]. (2017-11-22)[2022-03-01]. http://finance.ce.cn/rolling/201711/22/t20171122_26965172.shtml.

无锡医疗物联网研究院,动脉网蛋壳研究院. 医疗健康物联网白皮书(2020)[EB/OL]. (2020-12-01)[2022-03-15]. https://www.vbdata.cn/49031.

吴衡. 医疗领域3D打印技术应用现状[EB/OL]. (2020-03-12)[2022-03-20]. https://f.qianzhan.com/chanyeguihua/detail/200312-4df6b57b.html.

吴姝丽,靳传娣,王洪娜,等. 因病致贫人群的患病状况调查[J]. 山东大学学报(医学版),2019(8):103-109.

习近平. 在庆祝中国共产党成立 100 周年大会上的讲话(2021 年 7 月 1

日)[J]. 求是,2021(14):4-14.

习近平. 扎实推动共同富裕[J]. 求是,2021(20):4-8.

新蓝网. 袁家军在全省医改工作电视电话会议上强调 全力推进"六医"统筹 加快实现"两强两高"[EB/OL]. (2017-08-24)[2022-03-01]. http://www.cztv.com/leaderplay/3385118.html.

新浪财经头条. 科技赋能 创新服务"送药机器人"在上海蓝十字脑科医院正式上岗[EB/OL]. (2021-06-21)[2022-03-15]. https://t.cj.sina.com.cn/articles/view/2174860244/81a1bbd4001014jh0.

徐书贤. 王凯:高质高速打造浙中西医学高地[J]. 中国医院院长,2021(13):48-49.

杨朝晖,王心,徐香兰. 医疗健康大数据分类及问题探讨[J]. 卫生经济研究,2019(3):29-31.

杨琳. 提升基层医疗服务能力,数字技术大有可为[EB/OL]. (2022-03-17)[2022-03-20]. https://i.ifeng.com/c/8ES9zPOtn59.

药链圈. 3D 药物打印技术:固体制剂创新路上的奇点[EB/OL]. (2021-05-31)[2022-03-20]. https://www.cn-healthcare.com/articlewm/20210531/content-1226638.html.

医疗不良事件定义及分类[J]. 中国卫生质量管理,2014(4):28.

医学中文网. 2030 年的精准医疗|未来十年,改变医疗保健的七大机遇[EB/OL]. (2022-02-03)[2022-03-20]. https://www.cn-healthcare.com/articlewm/20220122/content-1308734.html.

张平."少跑"才是实在民生"成绩单"[J]. 中国卫生,2019(1):23.

浙江大学. 在"世界中心"呼唤爱——浙江大学医学院附属第四医院服务

健康中国建设纪实[EB/OL].（2021-07-02）[2022-03-01]. https://www.zju.edu.cn/2021/0702/c62081a2401105/page.htm.

浙江省人民政府. 省发展改革委、省卫生健康委关于印发《浙江省省级医疗资源配置“十四五”规划》的通知[EB/OL].（2021-07-28）[2022-03-01]. https://www.zj.gov.cn/art/2021/7/28/art_1229505857_2313133.html.

浙江省卫生健康委,等. 浙江省卫生健康委等9部门关于印发《浙江省进一步提升院前医疗急救服务能力实施方案》的通知[EB/OL].（2021-04-06）[2022-03-01]. http://zdygb.zju.edu.cn/2021/0407/c34028a2276765/page.htm.

浙江省卫生健康委员会.《关于深化“互联网+护理服务”提升居家护理服务质量的通知》政策解读[EB/OL].（2021-08-16）[2022-03-20]. https://wsjkw.zj.gov.cn/art/2021/8/16/art_1229123416_2320447.html.

浙江数字医疗卫生技术研究院. 漫谈电子健康档案（EHR）发展现状以及国内外关注焦点[EB/OL].（2021-06-23）[2022-03-20]. https://new.qq.com/omn/20210623/20210623A0CR0100.html.

浙江新闻网. 高血压患者擅自停药,突发脑干出血！浙大四院手术机器人挑战“生命禁区”[EB/OL].（2021-06-15）[2022-03-01]. https://zj.zjol.com.cn/news/1684001.html.

浙江新闻网. 海内外名医“坐诊”家门口 浙大四院远程医疗中心成立[EB/OL].（2019-10-15）[2022-03-20]. https://zj.zjol.com.cn/news.html?id=1307991.

浙江新闻网. 家门口做检查“大医院”出报告 义乌实现动态心电图远程诊疗[EB/OL].(2019-03-18)[2022-04-01]. https://zj. zjol. com. cn/news/1152737. html.

浙江新闻网. 手机钉一下就能专家会诊 浙大四院“数字医共体”来了[EB/OL]. (2020-06-11) [2022-03-01]. https://zj. zjol. com. cn/news/1464599. html.

浙江新闻网. 医疗数字化改革“急先锋”:“移动数字医院”送医到家门口[EB/OL]. (2021-03-31) [2022-03-01]. https://zj. zjol. com. cn/news. html? id = 1642614.

浙江在线. 看病少排队,检查少跑腿,付费更便捷:我省百姓将享受十项医疗新服务[EB/OL]. (2018-05-19) [2022-03-01]. https://zjnews. zjol. com. cn/zjnews/zjxw/201805/t20180519_7301912_ext. shtml.

中国广播网. 看病、住房、上学 新三座大山再成两会关注焦点[EB/OL]. (2009-07-23)[2022-03-01]. http://www. cnr. cn/metro/sslc/200702/t20070227_504406982. html.

中国经济网. 国家发改委:引导优质医疗资源向基层下沉[EB/OL]. (2021-09-15)[2022-03-20]. http://www. ce. cn/cysc/yy/hydt/202109/15/t20210915_36916291. shtml.

中国食品药品网. 我国可穿戴式医疗器械现状及发展趋势[EB/OL]. (2021-11-11)[2022-03-20]. http://zgdjkcy. org. cn/archives/2002. html.

中国政府网. 2021 年度国家老龄事业发展公报[EB/OL].(2022-10-26)[2022-10-30]. https://www. gov. cn/xinwen/2022-10/26/content _

5721786. htm.

中国政府网. 国家卫生健康委办公厅关于进一步推进"互联网+护理服务"试点工作的通知[EB/OL].(2020-12-16)[2022-03-15]. http://www. gov. cn/zhengce/zhengceku/2020-12/16/content_5569982. htm.

中国政府网. 国家卫生健康委办公厅关于进一步完善预约诊疗制度加强智慧医院建设的通知[EB/OL].(2020-05-22)[2022-04-01]. http://www. gov. cn/zhengce/zhengceku/2020-05/22/content_5513897. htm.

中国政府网. 国家卫生健康委办公厅关于印发《"千县工程"县医院综合能力提升工作方案(2021-2025年)》的通知[EB/OL].(2021-11-04)[2022-03-15]. http://www. gov. cn/zhengce/zhengceku/2021-11/04/content_5648771. htm.

中国政府网. 国家卫生健康委办公厅关于印发《医院智慧服务分级评估标准体系(试行)》的通知[EB/OL].(2019-03-18)[2022-03-20]. http://www. nhc. gov. cn/yzygj/s3593g/201903/9fd8590dc00f4fee b66d70e3972ede84. shtml.

中国政府网. 国家卫生健康委关于印发《三级医院评审标准(2020年版)》的通知[EB/OL].(2020-12-28)[2022-04-20]. http://www. gov. cn/zhengce/zhengceku/2020-12/28/content_5574274. htm.

中国政府网. 中共中央、国务院关于深化医药卫生体制改革的意见[EB/OL].(2009-04-07)[2022-03-01]. http://www. mof. gov. cn/zhuantihuigu/shenhuayiyaoweishengtizhigaige/zhengcefabuyiyaogaige/200904/t20090407_130316. htm.

中国政府网. 中共中央国务院印发《"健康中国2030"规划纲要》[EB/

OL]．(2016-10-25)[2022-03-01]．http://www.gov.cn/zhengce/2016-10/25/content_5124174.htm.

中国政府网.卫生计生委解读《关于印发推进家庭医生签约服务的指导意见的通知》[EB/OL].(2016-06-06)[2022-03-15]．https://www.gov.cn/xinwen/2016-06/06/content_5079983.htm.

中华人民共和国国家发展和改革委员会.关于印发《“十四五”优质高效医疗卫生服务体系建设实施方案》的通知[EB/OL]．(2021-07-01)[2022-03-01]．https://www.ndrc.gov.cn/xxgk/zcfb/tz/202107/t20210701_1285212_ext.html.

中新经纬.【博鳌对话】数坤科技马春娥:未来AI医疗将从“被动医疗”转变成“主动预防”[EB/OL]．(2022-04-22)[2022-04-30]．http://tech.hexun.com/2022-04-22/205785187.html.

众成医械．3D打印大有可为！剖析生物3D打印在医疗行业的5大技术阶段[EB/OL]．(2020-07-29)[2022-03-20]．https://www.cn-healthcare.com/articlewm/20200729/content-1133863.html.

周闵禾．“网约护士”试点是应对老龄化之举[EB/OL].(2019-02-14)[2022-03-15]．https://m.gmw.cn/baijia/2019-02/14/32498321.html.

Arsene C．Blockchain in healthcare：An executive's guide for 2022[EB/OL]．(2021-12-28)[2022-03-20]．https://www.digitalauthority.me/resources/blockchain-in-healthcare/.

Bejnordi B，Veta M，van Diest P，et al．Diagnostic assessment of deep learning algorithms for detection of lymph node metastases in women with breast cancer[J]．JAMA,2017(22):2199-2210.

Carfagno J. 5 New and emerging wearable medical devices [EB/OL]. (2019-12-02) [2022-03-20]. https://www.docwirenews.com/docwire-pick/future-of-medicine-picks/top-5-wearable-medical-devices/.

Daley S. How using blockchain in healthcare is reviving the industry's capabilities [EB/OL]. (2021-07-30) [2022-03-20]. https://builtin.com/blockchain/blockchain-healthcare-applications-companies.

Daugherty P R, Wilson H J. Human + Machine: Reimagining Work in the Age of AI[M]. Brighton: Harvard Business Review Press, 2018.

Grand View Research. Wearable medical device market size, share & trends analysis report by type (diagnostic, therapeutic), by site (handheld, headband, strap, shoe sensors), by application, by region, and segment forecasts, 2022—2030 [EB/OL]. (2020-10-25)[2022-03-20]. https://www.grandviewresearch.com/industry-analysis/wearable-medical-devices-market.

Haenssle H, Fink C, Schneiderbauer R, et al. Man against machine: Diagnostic performance of a deep learning convolutional neural network for dermoscopic melanoma recognition in comparison to 58 dermatologists [J]. Annals of Oncology,2018(8):1836-1842.

Iqbal S, Mahgoub I, Du E, et al. Advances in healthcare wearable devices [J]. npj Flex Electron,2021(5):9.

Jackson A. Medical Digital Twins: A New Frontier [EB/OL]. (2022-02-24) [2022-03-20]. https://cacm.acm.org/news/258948-medical-digital-twins-a-new-frontier/fulltext.

Li D. 5G and intelligence medicine—How the next generation of wireless technology will reconstruct healthcare? [J]. Precision Clinical Medicine, 2019(4):205-208.

Maslach C, Schaufeli W B, Leiter M P. Job burnout[J]. Annual Review of Psychology, 2001(52): 397-422.

Nayak S, Patgiri R. 6G communication technology: A vision on intelligent healthcare[M]// Patgiri R, Biswas A, Roy P. Health Informatics: A Computational Perspective in Healthcare. Singapore: Springer, 2021: 1-18.

Sculpteo. Medical 3D printing: How 3D printing is saving lives [EB/OL]. (2020-01-29) [2022-03-20]. https://www. sculpteo. com/en/3d-learning-hub/applications-of-3d-printing/medical-3d-printing/.

Shah R, Chircu A. IOT and AI in healthcare: A systematic literature review [J]. Issues in Information Systems,2018(3):33-41.

Sun S, Lu S, Rui H. Does telemedicine reduce emergency room congestion? Evidence from New York State[J]. Information Systems Research,2020(3):972-986.

U. S. Food & Drug Administration. Medical Applications of 3D Printing [EB/OL]. (2017-04-12) [2022-03-20]. https://www. fda. gov/medical-devices/3d-printing-medical-devices/medical-applications-3d-printing.

后 记

2014 年,美国迪士尼电影公司出品了一部名为《超能陆战队》(*Big Hero* 6)的科幻动画电影。这部电影讲述了机器人大白(Baymax)和天才少年小宏(Hiro)与小伙伴们联手组成超能陆战队并与邪恶势力抗争的故事。电影中的机器人大白因其憨态可掬而又功能强大的特点给人留下了非常深刻的印象。按照电影以及原版小说的设定,大白是作为一个医疗机器人被设计出来的,在故事中是主人公小宏的个人医疗伴侣。大白的功能非常强大,借助其内置的扫描仪可以在转瞬间完成对一个人的健康检查,并明确诊断这个人得了什么病以及这种病应该怎样治疗。同时,大白还能开展上万种包括手术在内的医疗操作,同时也内置了无数医疗设备可以随时救死扶伤。从某种程度上说,大白这个角色的设定表达了人类对未来更超能医疗技术的一种向往。当人们看到电影中大白具备如此强大的医疗功能时,可能会提出一个深刻的问题:在可以预见的未来,会有像大白一样的医疗机器人诞生吗?

其实未来已来。尽管不能奢望真的会有跟大白一样强大的医疗机器人出现,因为瞬间完成准确率为 100% 的医疗诊断以及胜任上万种医疗操作这种功能并不可能在现实中存在,但是在一定程度上能像大白一样为人类提供医疗服务的机器人已经在许多医院中出现。正如本书研究团队在前言中所介绍的，当今的神经外科手术机器人已经能够辅助医生开展治疗脑干出血的复杂手术。而除了这一种手术机器人，还有更多其他种类的医疗机器人已经投入应用，而且伴随着机器学习、大数据、人工智能、计算机视觉等各种新兴科学技术的不断进步，读者也可以预见，在不久的将来会有功能更强大的医疗机器人出现。从这个角度来说，科幻片中虚构的情境会部分地成为现实。

通过阅读本书中的内容，读者们也会更加欣喜地发现，医疗机器人还仅仅是当今诸多医疗“黑科技”当中的一种。读者在本书的第二部分可以看到，在位于浙江省义乌市的浙大四院，基于 5G 互联网技术的移动数字医院已经能够搭载包括 CT 检查设备等在内的高端医疗装备前往偏远的农村，为就医不便的老百姓提供优质的医疗服务。读者同时也可以看到，在浙大四院的放射科，人工智能技术已经被应用于医学影像的自动分析，并能实现对肺结节、乳腺结节等的自动诊断，极大地提高了放射科医生的工作效率，增强了医疗服务的有效性。除了这两个案例，本书研究团队在第二部分还介绍了另外 25 个应用于不同场景、解决不同问题的数智医疗案例，从医疗服务可及性、可负担性、便利性、有效性、安全性这五个角度全方位呈现了数智医疗技术对于推动医疗健康领域共同富裕目标实现的可能性和可操作性，同时也为更多的医疗机构围绕“医疗共富”目标在开展数智医疗方面的改革提供了一个参照样本。

在本书的第九章中，本书研究团队立足数智医疗的发展形势，对未来数智医疗的发展趋势以及处于科技最前沿的未来数智医疗技术进行了充分展望。通过梳理大数据、机器学习、物联网、虚拟现实、3D 打印、可穿戴设备、数字孪生等一系列正处于高速发展期的前沿数智技术，能够看到未来数智医疗在许多方面的可能性，这让人们对未来的医疗健康事业充满希望。或许在不久的将来，每个人也会拥有像大白一样的个人医疗伴侣，方便地享受各种各样的医疗健康服务。

展望未来的同时，仍然要看到我国在医疗健康领域面对的那些会阻碍“医疗共富”实现的诸多挑战。对于未来的科学家、医护人员、医疗机构的管理者来说，如何通过设计、开发、应用更具创新性的数智医疗技术来改善优质医疗资源在空间结构和系统结构上的配置不平衡问题、医疗服务成本依然较高的问题、医疗流程依然烦琐的问题、医护人员过劳倦怠的问题以及医疗服务的安全问题，是特别需要投入更多思考与努力的。

行文至此，本书的内容即将完结。本书研究团队衷心地希望，读者们通过阅读此书能够充分了解当今数智技术在医疗健康领域的应用现状，同时能够看清数智医疗技术在未来的发展趋势。更为重要的是，希望读者也能够充分理解数智医疗技术对于推进医疗健康领域实现共同富裕的深远意义，这也是本书研究团队撰写此书的最主要用意。

愿越来越多功能强大的数智技术不断助力广大人民群众的幸福安康！

谢小云

2024 年 3 月